Dr. med. Axel Bolland

Pro Gesundheit – Contra Gluten

Die Bedeutung der Gluten-

und Vollkornintoleranz in der integralen Medizin

Dr. med. Axel Bolland

Pro Gesundheit – Contra Gluten

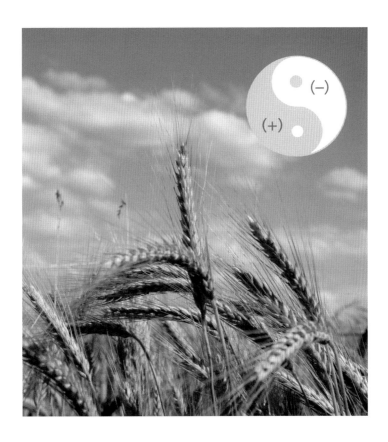

Die Bedeutung der Gluten- und Vollkornintoleranz in der integralen Medizin

© **CO'MED** Verlagsgesellschaft mbH
Hochheim 2006

Alle Rechte vorbehalten

Umschlag: Jürgen Bücker
Satz: Jürgen Bücker

Druck: Gorenjski Tisk, Kranj

Printed in Slovenia

ISBN: 3-934672-15-9

Inhalt

Inhalt

Wohl euch! Ihr lasset der freien Kunst des Arztes auch die Freiheit im Handeln. Die aber um Lohn dienen, zwingen die Wissenschaften, Knechtsdienste zu tun, versklaven sie, so dass es keine Denkfreiheit mehr gibt.

Vorwort

Als ich mich entschloss, ein Buch über die Glutenproblematik zu schreiben, überlegte ich lange, an wen ich dieses Buch richten soll. Ist es die Ignoranz der Wissenschaft, oder will man dem Menschen bewusst Wissen und damit einen Weg der Gesundheit vorenthalten? Mir erscheint das Interesse des Einzelnen, des Betroffenen, größer und wichtiger, also richte ich das Buch an Sie, den medizinisch Interessierten.

Alles hat seine Geschichte. So auch dieses Buch. Am 20. März 1982 gelang es mir und meiner Frau, unterstützt durch ihre Familie, zwei Jahre nach dem Tode meiner Mutter, die Erbanteile meiner Brüder zu erwerben und damit das traditionsreiche Kurhaus Dhonau nun in der dritten Generation in einer neuen Einheit fortführen zu können.

Unsere Idee war damals, die traditionelle Felkekur weiterzuführen und durch neuzeitliche Naturheilverfahren, die Grundregeln der Traditionellen Chinesischen Medizin, EAV (EAV bedeutet: Elektroakupunkturdiagnostik nach Dr. med. Voll), Colonhydrotherapie (Colonhydrotherapie ist eine Form der Darmwäsche), Reiki u.a. zu ergänzen. Felke-Heilfasten, sehr vergleichbar dem Buchingerfasten, stand, wo immer möglich, am Anfang der Kur und wurde danach in der Regel in eine vegetarische, individuelle Vollwertkost übergeführt. Die Ernährung war in unserem Haus von jeher das Medikament Nr. 1.

Beeinflusst durch die Ernährungspäpste der damaligen Zeit (Brucker und Schnitzer) habe ich die Ernährung noch konsequenter auf Vollkorn, Weizen, Roggen, Gerste, Dinkel und Hafer umgestellt, als es vorher schon Jahrzehnte traditionell gehandhabt wurde. Seit Pastor Felke (1856-1926) in unserem Hause (1915-1926) wirkte, gab es Felkebrötchen und Grahambrot nach seinen persönlichen Rezepten, sowie Schwarzbrot. Es gab allerdings auch einige wenige Gerichte, zu denen weiße Brötchen gereicht wurden. Ausnahmen bestätigen wie immer die Regel. „Kein Fanatismus" ist eine weitere wichtige Grundregel.

In Bad Sobernheim gab es zwar einige Bäckereien, die aber alle nur Spitzweck, Wasserweck, Weizenbrot und Roggenmischbrot aus ausgemahlenen Mehlen backten. Das für unser Haus hergestellte Grahambrot und die Felkebrötchen enthielten nur noch 30% Weißmehl – für meine damalige Vorstellung jedoch 30% zuviel. Da die Bäckereien nur Vollkornbackmischungen mit z.B. 70% Weißmehlanteil einführten und anboten und dem Wunsch nach Brot aus frischgemahlenem Demetergetreide mangels Mühle, Backchemie, Platzgründen usw. nicht nachkommen konnten, gingen wir dazu über, für unsere Gäste aus 100% Demetergetreide Brot ohne Chemie zuzubereiten. Bisweilen wurden 15 verschiedene Brot- und Brötchensorten gebacken.

Vor ein paar Monaten las ich in einem Buch von Just (Vgl. Just, „Zurück zur Natur"), der Felke zu seiner Kur inspirierte, zum Thema Brotbacken folgendes: Man solle das Getreide vor dem Backen frisch schroten, dann sieben und erst das gesiebte Mehl verarbeiten. Es sollen 30-40% der Schalenanteile im Sieb zurückbleiben. Damit wird verständlich, warum Felke 30% Weißmehl seinen Backwaren zuordnete: Es ist ein Weg, die Schalenanteile zu reduzieren, damit der Erfahrung folgend ein bekömmlicheres Brot entsteht. Es darf heute als gesichert angenommen werden, dass fein ausgemahlene Mehle für viele Menschen bekömmlicher sind.

Es ist auffallend, dass die Deutschen weltweit die einzigen sind, die den „Vollkorngedanken" nach wie vor für richtig erachten, obwohl sie die höchste Ärztedichte, die höchste Apothekenzahl pro Kopf und den höchsten Medikamentenkonsum weltweit haben. Das spricht gegen eine gute Gesundheit, zumal z.B. die Franzosen im Durchschnitt 4 Jahre älter werden und damit eine mehr als 5% höhere Lebenserwartung haben. Analysieren wir die Ernährungsgewohnheiten der Franzosen, so müssen wir feststellen, dass sie deutlich mehr und vor allem reiferes Obst und Gemüse essen und Vollkornbrot meiden. Damit haben sie eine höhere Deckung an Vitaminen, obwohl sie nur Weißbrot essen. Alle anderen Europäer essen ebenfalls nur Weißbrot und sind ebenfalls nicht kränker als die Deutschen. Im Laufe der vergangenen 23 Jahre fasteten Tausende in unserem Hause. Bezüglich des Heilfastens konnten wir immer wieder hören: „Beim Heilfasten geht es mir immer so gut". Doch dann sagten die einen danach: „Seitdem ich wieder die Vollwertkost esse (mit Weizenvollkorn), fühle ich mich nicht mehr wohl" und andere berichteten vor dem nächsten Fasten: „Jedes Mal, wenn ich faste, geht es mir wochenlang gut und dann kommen die alten Probleme wieder". Manche klagten über Bauchschmerzen und Verdauungsstörungen nach dem Fasten, andere mussten wieder ihre Blutdruck- und Herzmedikamente nehmen, die sie oft über die Fastenzeit hinaus weglassen konnten.

Was unterlassen Faster konsequent während der Fastenzeit? Zum einen jegliche feste Nahrung. Dafür trinken sie Obst- und Gemüsesäfte und vermeiden strikt alle Milchprodukte und Produkte der Süßgräsersamen von Weizen, Roggen, Gerste, Dinkel und Hafer. Faser „essen" 100% glutenfrei. (S. Gluten Seite 33)

Mein Arbeitsgrundsatz war immer: *Häufiges ist häufig und Seltenes trifft man auch nur selten an.* Also verordnete ich nach dem Fasten Such- und Auslassdiäten, bei denen erst einmal nur Kartoffel-, dann Reisgerichte und schließlich Brot und Getreidegerichte gereicht wurden. Wenn sich die Menschen dann, wenn sie wieder Brot aßen, schlechter fühlten, wurde eine getreidefreie (=glutenfreie) und kuhmilchfreie Kost verordnet (Eine genaue Beschreibung dessen, was glutenfreie Kost ist, erhält der Leser auf Seite 157). Diejenigen, die dem neuen Ernährungspfad folgten, sahen klar die Ursache für die Einschränkung ihrer Gesundheit: An erster Stelle stand das Getreide (Weizen, Roggen, Dinkel, Gerste und Hafer) und an zweiter Stelle jegliche Art von Kuhmilchprodukten. Diese Gäste blieben unserem Haus treu und bedankten sich ein Jahr später für den guten Rat – denn seitdem waren sie gesund und kamen nun zum Fasten, um gesund zu bleiben.

In der Naturheilkunde, speziell in der EAV-Testung (EAV-Testung bedeutet: „Einblick in die physiologische Software des Menschen gewinnen"), war es zu Beginn der 80er Jahre noch nicht üblich, Nahrungsmittel zu testen. Die Gesellschaft für EAV lehnte damals noch mein Wissen, dass ich mir als Autodidakt erarbeitet hatte, ab, so dass ich mich damals an die Firma Pitterling wandte, die eine eigene Lehre im Sinne von Dr. Voll, dem Erfinder der EAV, aufgebaut hatte, die Neuerungen gegenüber sehr offen war. Die Zeit war reif für erweitertes Denken.

Neuerungen werden häufig von mehreren gleichzeitig entwickelt und gleiche Erfahrungen wurden zu der Zeit von der Bioresonanztherapie, schon statistisch gesichert, veröffentlicht.

13

Weizen und Kuhmilch standen damals schon bei den Untersuchungen bezüglich verschiedener Nahrungsmittelallergien an erster Stelle. Aus diesem Grunde begannen wir in der Küche unseres Hauses vor mehr als 15 Jahren, parallel zur üblichen Vollwertkost gluten- und kuhmilchfrei zu arbeiten, da sich dies logisch aus den Erfolgen der durchgeführten Diäten ergab. Die Ergebnisse waren erstaunlich. Es fehlte nur das abgesicherte Wissen, um die Menschen zu überzeugen, dass sie die neue Ernährung dauerhaft weiter fortführten. So waren zumindest Teilerfolge sichtbar, die mich ermutigten, weiter zu forschen.

Laboruntersuchungen von circa 200 Patienten, die auf dem IgE (Immunglobulin E) basierten, ergaben überwiegend negative Befunde, was zunächst frustrierte. Pricktests auf der Haut brachten ebenfalls nur selten den Nachweis der Allergie und sobald man das Wort Gluten aussprach, wurde schon von den Hausärzten und Fachkollegen eine Koloscopie durchgeführt, in der Regel nur aus dem Motiv, mir zu beweisen, dass ich unrecht hatte. Dann riefen die verunsicherten Patienten oft entrüstet an, weil man den Nachweis meiner Vermutung nicht auf dem Papier bestätigt fand und gingen den bequemeren Weg über die herkömmliche Vollkornkost. Einige von ihnen kamen später wieder mit dem Zweifel, ob ich nicht doch Recht haben könnte, da es ihnen bei der von mir vorgeschlagenen glutenfreien oder zumindest glutenarmen Kost doch besser ging, und ließen sich dann durch die positive Erfahrung überzeugen.

Erst im Jahr 2000 kam der große Durchbruch durch neue Laborparameter (siehe Seite 81), die den Patienten, die mehrheitlich in ihrem Denken materialistisch geprägt waren, die Richtigkeit meiner Vermutungen schwarz auf weiß bestätigten. Über 4000 Menschen habe ich seitdem bezüglich gluten- und kuhmilchfreier Ernährung beraten und bei 681 Patienten Laboruntersuchungen durchgeführt.

Ich versuche nun, meine Erfahrungen zu erklären, zu begründen und an Hand von Patientenschicksalen darzustellen, mit denen sich der eine oder andere identifizieren könnte. Dies sollte Sie, liebe Leserin, lieber Leser, ermutigen, Ihren Gesundheitszustand oder Ihre Erkrankung über diesen sehr gesunden und einfachen Weg zu überprüfen und gegebenenfalls zu verbessern.

Seit vier Jahren arbeite ich an dieser Schrift. Sie zeigt nur den Wissensstand bis zur Drucklegung und ist deshalb zum Zeitpunkt des Druckes zumindest in Teilen schon überholt. Es ergeben sich, je weiter man vordringt, beständig neue Fragen, die eigentlich auch beantwortet werden müssten. So ist dieses Buch als Zwischenbilanz zu verstehen.

Auf einer Seereise, auf der ich das Buch weitgehend zum Abschluss brachte, fragte mich der Kollege Schiffsarzt sinngemäß: „Wenn sie an einer Veröffentlichung arbeiten, also wissenschaftlich arbeiten, dann machen Sie doch sicher auch ausgiebige Literaturrecherchen?" In diesem Zusammenhang wurde mir erneut klar, dass es zu diesem Thema kaum Literatur gibt. In sofern betreten Sie mit mir ein Stück medizinisches Neuland. Ein Kollege, der mich bei der Ausführung der Statistik unterstützte, fragte mich: „Sie haben ja gar keine Verumgruppe, also gesunde Patienten, untersucht?" „Gesunde" habe ich schon untersucht, aber

gesund ist nur der, der von mir noch nicht hinreichend untersucht wurde.

Meine Untersuchungsmethoden, die ich später erkläre, haben auch präventiven Charakter. Man sieht bei der Untersuchung der physiologischen Software des Menschen schon wesentlich früher beginnende Erkrankungen als es die etablierte Medizin mit ihren Labor- und anderen Untersuchungsmethoden kann, die nur das Körperliche, die physiologische Hardware betreffen.

Vorwort 2006

Behauptung: Essen Sie viele Milchprodukte und Vollkornbrot, damit Sie gesund bleiben.
Gegenfrage: Warum geht es vielen Menschen schlecht und andere sind richtig krank, bis sie endlich eine Auslassdiät bezüglich Getreide (Weizen, Roggen, Gerste, Dinkel und Hafer) und Kuhmilch machen?

Behauptung: Trinken Sie viel Milch u.a. für den Calciumhaushalt, damit Sie keine Osteoporose bekommen.

Gegenfrage: Warum findet man bei den Asiaten weniger Osteoporose als bei uns, obwohl sie doch keine Milchprodukte essen und warum werden sie auch noch gesund älter als wir?

Behauptung: Essen Sie viel Vollkornbrot, das ist gesünder, weil mehr Vitamine und Mineralien in der Schale vom Getreide sind.
Gegenfrage: Warum leiden dann gerade so viele Menschen an Vitaminmangel, wenn sie viel Vollkornbrot essen?

Behauptung: Eine Allergie gegen Getreide oder Kuhmilch haben Sie nur dann, wenn der Pricktest positiv ist oder im Blut IgE-vermittelte Antikörper nachweisbar sind.
Patientenaussage: „Obwohl beides negativ war, habe ich trotzdem eine lange Zeit eine Auslassdiät bezüglich Getreide und Kuhmilch gemacht. Seitdem hatte ich keine Migräne, keine Infekte, keine rheumatischen Beschwerden und keine Bauchschmerzen mehr gehabt, bis jetzt. Seitdem ich wieder ‚normal' esse, haben sich alle Krankheiten wieder eingestellt."

Gegenfrage: „Also muss ich doch Allergien haben, oder?"

In der Art und Weise könnte man noch einige Dogmen anfügen.

Naturheilkunde ist ein Stück weit Erfahrungsmedizin. Als ich 1982 den Betrieb Kurhaus Dhonau (heute Bollants im Park) übernahm, knüpfte ich an die Tradition der Felkekur an und konnte oftmals wundersame Heilungen mit den Gästen unseres Hauses erleben. Der Hintergrund ist ganz einfach: Die Menschen hatten nicht selten eine Odyssee von Untersuchungen ohne Erfolg hinter sich. Man fand einfach keine Ursache für die unterschiedlichen Leiden. Alle Werte waren im Normbereich. Nun kurten diese Personen mit Heilfasten, Sitzreibebad, Lehmbad, heißen Heu- und Lehmpackungen, Massagen usw., lebten rhythmisch und natürlich und gesundeten.

Es war und ist immer noch faszinierend. Neue diagnostische Möglichkeiten, wie EAV, Kirlianfoto und kinesiologische Tests, zeigten die Ursache: Die Disharmonie durch Störungen und Blockaden im Zusammenspiel von physiologischer Software (dem nicht Begreiflichen im Menschen) und der physiologischen Hardware (das materiell Körperliche des Menschen), wie Yin und Yang .

Den Inhalt der Kur kann man folgendermaßen definieren: Ausleiten und Ordnen. Ordnungstherapie und Ausleiten (Entgiften und Entschlacken sind wichtige Begriffe der Naturheilkunde). Wichtig ist, wie es nach der Gesundung weitergeht.

Es haben sich drei wesentliche Grundsätze Felkes, die eine Basis bilden, herauskristallisiert:

1. Gesundheit muss gelebt werden!

Die Natur wird sich nie dem Menschen anpassen, sondern der Mensch hat die Gesetze der Natur zu befolgen (Dioskurides 1. Jahrhundert n.Chr.).

Oft genug zwingt eine Krankheit den Mensch zu dieser Erkenntnis. Man muss spätestens mit dem Eintreten der Erkrankung seinen Lebensstil hinterfragen, anpassen und ordnen. Nur mit Disziplin, einem Wort, das in unserer Gesellschaft kaum noch ausgesprochen wird, geschweige denn gelebt wird, kann man seine Gesundheit wieder erlangen. Viel lieber jedoch greift die Mehrheit nach Medikamenten, oder lässt sich operieren.

2. Weniger ist mehr!

Wer will heute schon auf etwas verzichten? Begriffe wie Wohlstandsgesellschaft, Spaßgesellschaft, Lifestile (mit falschen Vorbildern), Wellness (nur genussbetont) stehen symbolisch für die Denkweise unserer Zeit. Wellness ist eine neue, erst vor wenigen Jahrzehnten kreierte Wortschöpfung, zusammengesetzt aus Wellbeing und Fitness.

Wellbeing entspricht seelisch, geistigem Wohlbefinden. Sich wohlfühlen ist nicht mess-, zähl- oder wägbar. Wir können es nicht begreifen, es ist eine subjektive Befindlichkeit. Wer zu einem Wellnesswochenende kommt, fühlt sich in der Regel aber eigentlich nicht wohl, muss sich wenigstens entspannen, sich vom Dysstress erholen, abschalten, Schlaf nachholen und hat ein erhöhtes Ruhebedürfnis. Oftmals liegt hinter diesen Befindlichkeitsstörungen mehr als nur der Keim einer Erkrankung. Erfahrungen mit meinen Untersuchungstechniken bei unseren Wochenendgästen bestätigen dies meistens. Fitness ist messbar. Die wenigsten treiben regelmäßig Sport – und wenn, dann meistens sehr einseitig.

„Weniger ist mehr" bedeutet also, dass wir unsere Ansprüche an uns und an andere ändern müssen, uns von Statussymbolen abkehren sollten, für die wir arbeiten und uns knechten lassen, um sie zu erhalten. Wir müssen neue Wertvorstellungen erarbeiten und beim täglichen Essen sollten wir beginnen.

3. Die Nahrung ist das Medikament Nr. 1!

Heilfasten bringt es immer wieder an den Tag. Die Menschen fühlen sich plötzlich wohler, wo sie doch fast nichts essen. Für den Einzelnen ist dies immer wieder erstaunlich. Die gute Erfahrung mit vielen Tausenden lehrt uns, Heilfasten jeden Tag wieder anzubieten. Mancher glaubt, er könne nicht fasten. Es gibt einen Kompromiss für diejenigen, die mental dazu nicht bereit sind, oder aus gesundheitlichen Gründen nicht dürfen. Dieser Kompromiss heißt Teilfasten. Teilfasten bedeutet: Auslassdiät mit oder ohne Kalorienreduktion. Ausgeschlossen werden alle Getreidearten (Weizen, Roggen, Dinkel, Gerste und auch Hafer) und alle Milchprodukte von Kuh, Schaf und Ziege. Die häufigen Heilerfolge bei dem langfristigen Teilfasten hatten mich vor vielen Jahren nachdenklich gestimmt und zu der Arbeit an diesem Buch inspiriert.

1. Hinführung zu dem Themenkomplex Glutenintoleranz

In der Literatur werden bezüglich einer Glutenunverträglichkeit synonym folgende Begriffe verwendet:

- glutensensitive Gastro-enteropathie
- gluteninduzierte Gastro-enteropathie
- transitorische Glutenallergie

(Die transitorische Glutenallergie betrifft nur 10% der Kinder und verliert sich im Laufe der Adoleszenz.)

> Richtiger ist der Begriff Glutenintoleranz, da hier nicht mehr suggeriert wird, es handele sich ausschließlich um eine Darmerkrankung. Es handelt sich in der Tat um eine, einem Chamäleon gleichende Form sehr unterschiedlicher Krankheitsbilder, die wohl fast alle Krankheitsbilder mit beeinflussen kann. (S. Seite 62)

Wahrscheinlich wird dieser Begriff eines Tages nochmals zu korrigieren sein, da mit Sicherheit weitere Bestandteile der Getreidearten mengenabhängig den Gesundheitszustand des Menschen negativ beeinflussen können. Die Glutenintoleranz, ein Mengenproblem, wird immer die Grundlage sein. Sie ist nicht definierbar (begrenzbar) und schwankt im Laufe des Lebens, ist fließend, abhängig vom individuellen Gesundheitszustand, von Stress, Genetik, Umweltbedingungen usw.

Der Unterschied zwischen Allergie und Intoleranz

Ein Kollege (Deutsches Ärzteblatt 8.7.05) definiert Lebensmittelallergien folgendermaßen: *Nahrungsmittelallergie (NMA) ist eine immunologisch bedingte Überempfindlichkeit (meistens IgE-vermittelte Soforttyp-Allergie).*

Lebensmittelintoleranz ist nicht definierbar:

1. Es gibt Menschen, die weder beim Pricktest, noch bei serologischen Untersuchungen auf IgE- oder IgG4-vermittelte Allergien Reaktionen zeigen, aber feststellen, dass sie jeweils bestimmte Nahrungsmittel nicht vertragen, wenn sie diese essen.

2. Es gibt Menschen, die deutliche Reaktionen bei den oben genannten Allergietests zeigen, aber trotzdem kleine Mengen der positiv getesteten Lebensmittel problemlos essen können. (S. Seite 200)

3. Dies gilt besonders für die kinesiologische Untersuchung, da wir hier nur eine qualitative Unverträglichkeit feststellen, aber nichts über die Quantität im täglichen Gebrauch der Lebensmittel aussagen können.

Zu unterscheiden sind im Folgenden verschiedene schwerwiegendere Formen der Glutenintoleranz, die fließend ineinander übergehen:

- **Latente Zöliakie:** Unter Normalkost normale Dünndarmschleimhaut und keine Beschwerden. Unter glutenreicher Kost Entzündungen der Darmschleimhaut und Beschwerden.

- **Silente (stille) Zöliakie**: Schädigung der Darmschleimhaut (subtotale Zottenatrophie), noch keine Malabsorption oder Ernährungsdefizite erkennbar.

- **Potentielle Zöliakie:** Es zeigt sich nie das klassische histologische Bild einer flachen Dünndarmschleimhaut, immunologische Abweichungen sind im Blut erkennbar.

- **Aktive Zöliakie:** Zeigt alle Veränderungen im Blut, an den Schleimhäuten mit entsprechenden Beschwerden.

- **Sprue:** entspricht der Zöliakie des Erwachsenen.

- **Celiac disease:** entspricht dem internationalen Begriff für Sprue/Zöliakie.

Unter diese Begriffe subsumieren wir Varianten, die spezielle, durch Gluten ausgelöste Darmerkrankungen an Hand bestimmter Untersuchungen definieren. Auch hier wird eine (allerdings sehr geringe) Menge an Gluten toleriert. Bei der celiac disease (international standardisierter Begriff) geht man davon aus, dass maximal 0,2 % Glutenanteil in der Nahrung toleriert werden, ohne die Krankheit auszulösen. Der Glutengehalt in der Nahrung kann heute durch komplizierte Messverfahren sehr genau ermittelt werden. Versuche mit Freiwilligen (an Zöliakie erkrankten Probanden) haben ergeben, dass 0,2 % Glutenanteil in der Nahrung keine Erkrankung auslösen. Eine Scheibe Brot kann die Grenze schon um das 50-fache überschreiten. Sicherlich ist die Grenze von 0,2 % für viele verbindlich, für manche aber, oftmals unbewusst, individuell überschreitbar. Insgesamt zeigt sich hier erneut das Problem der nicht exakt bestimmbaren Dosis.

Im Folgenden werde ich Entwicklungen, Ernährungsgewohnheiten, Nahrungsmittel, Nahrungsmittelzusätze, Diagnosemöglichkeiten und Krankheitsverläufe analysieren.

2. Historischer Abriss zu den Ernährungsgewohnheiten im deutschsprachigen Raum

In Deutschland ist überall zu lesen: „Iss Vollkornbrot und du bleibst gesund!" Die Deutschen sind die einzigen, die diese Aussage konsequent umsetzen. Sind wir deshalb gesünder?

Warum werden die Franzosen mit Weißbrot im Durchschnitt 4 Jahre älter als der deutsche Bürger? Auf ein Lebensalter von 80 Jahren bezogen, entspricht das einer 5% höheren Lebenserwartung. *Warum haben wir weltweit verglichen die höchste Ärztedichte mit den meisten Patientenbesuchen? Warum gibt es in Deutschland so viele Apotheken? Sind die Deutschen so krank?* Was sollte in diesem Fragehorizont eine Frankfurterin auf die Frage einer Japanerin antworten? - Alle südlichen, westlichen und östlichen Nachbarn Deutschlands essen Weißbrot. In den nordischen Ländern Dänemark, Schweden, Finnland, England, Irland, Island usw. kann man in fast jedem Restaurant glutenfrei essen. Fast jedes Lebensmittelgeschäft bietet dort glutenfreie Waren an. (siehe Anhang II Seite 160: „Ist Vollkornernährung wirklich gesund?")

Bei uns ist die Glutenproblematik weitgehend unbekannt. Ein Politiker sagte neulich zynisch in einer Talkshow: „Wir, die Gesellschaft, können kein Interesse daran haben, dass die Menschen alt werden, weil es nicht bezahlbar ist." Können wir aus dieser finanz- und gesundheitspolitischen Sichtweise ehrliche Hinweise auf eine gesunde Ernährung erwarten? Ziehen Sie nur vergleichend das europaweit gewollte Verbot der Tabakwerbung heran, gegen das sich noch im Mai 2006 die Deutschen sperren. Auch das kann nicht der Volksgesundheit dienen.

Die Geschichte unseres Brotes

Das Wort Brot stammt aus dem Althochdeutschen prôt (Gegorenes). Es bezeichnet ein aus Getreidemehl oder -schrot sowie Wasser und Salz unter Verwendung von Teiglockerungsmitteln (meist Hefe oder Sauerteig) durch Backen hergestelltes Grundnahrungsmittel.

Zur Herstellung von Brot war es ein langer Weg. Über jahrhunderttausende von Jahren ernährte sich der Mensch von pflanzlicher Nahrung, u.a. von rohen Getreidekörnern. Unser Verdauungstrakt ist heute noch auf das Zermahlen der Nahrung angewiesen und unser Gebiss mit den Mahlzähnen hat sich im Laufe der Menschheitsgeschichte nicht wesentlich geändert. Noch immer enthält der Speichel Amylasen, die Stärke (vernetzte Zucker) in Zucker zerlegen. Dementsprechend haben wir einen Schluckreflex, der nur mit zermahlener Nahrung funktioniert. Große Brocken, so auch große Tabletten, können wir nicht schlucken. Uns fehlt der Schlingreflex der Fleischfresser, z.B. des Hundes. So wird offensichtlich, dass nicht einmal das Mahlen von Getreide selbstverständlich war. Ursprünglich wurde das gemahlene Getreide (Emmer, Hirse, Gerste) roh genossen, erst später in erhitzter Form, da das Erzeugen und Bereithalten von Feuer erst entdeckt und entwickelt werden musste. – Eine Brühe oder ein Brei lässt sich erst aus gequetschten bzw. gemahlenen Körnern kochen. (Auch in unserer Zeit ist der Getreidebrei das Hauptnahrungsmittel von Milliarden Menschen, besonders der ostasiatischen Völker.)

Aus Nomaden wurden sesshafte Hackbauern. Über den Anbau von Gräsern mit schmackhaften Samen begann der Übergang zum Pflugbauer. Auslese und Züchtung von großsamigen Süßgräsern zu wohlschmeckenden Getreidesorten ergaben immer höhere Ernteerträge, die zur Speicher- und Bevorratungswirtschaft führten. Die Anpassung der Sorten machte ein Ausdehnen in nördlichere Regionen möglich. Als der Mensch dann den Getreidebrei mit Wasser anknetete und den Teig in heißer Asche oder auf heißen Steinen und auch in einfachsten Backöfen ausbackte, entstand das Fladenbrot. (Zur *Herstellung eines Fladens* ist festzustellen, dass dieser sich nur in sehr dünnen Lagen verbacken lässt, da er sonst innen nicht gar wird.)

Eine weitere Entdeckung war, dass man den Fladen wieder zu Brei aufweichen kann. In Form eines Fladens war der Brei bequem zu transportieren. Als nachteilig stellte sich jedoch heraus, dass der Fladen frisch und warm gegessen werden musste, da er sonst sehr schnell sehr hart wurde, und dass man ihm nicht beliebig andere Nahrungsmittel beimengen konnte. Der Fladen hat deshalb den Brei nie verdrängen können.

Der Übergang vom Fladen zum gelockerten Brotteig war sicherlich keine lokale Erfindung, sondern eine an vielen Orten zeitgleiche Entdeckung. Denn wenn der Teig nicht sofort verbacken wird, beginnt die Gärtätigkeit durch Mikroorganismen. So entstand der Sauerteig, der bereits bei den alten Kulturvölkern im Orient bekannt war. Dieser

Teig blieb nach dem Backen locker, konnte leichter gekaut werden und schmeckte besser.

Es ist nicht möglich, das Auftreten des Brotes eindeutig zu datieren. Mikroskopische Untersuchungen von ägyptischen Brotresten 2850 v. Chr. ergaben, dass es sich höchstwahrscheinlich um ungelockerte Fladenbrote handelte. Die Bibel (Moses 2, Kap. 12) belegt die erste gesicherte Überlieferung des Auftauchens von Sauerteigbrot. Damit wäre die Existenz von Brot zur Zeit des Auszugs der Israeliten aus Ägypten (1400 – 1200 v. Chr.) nachgewiesen.

Von Ägypten breitete sich die Brotbäckerei nach Griechenland aus. Um 170 v. Chr. wurde die Kunst der Brotbereitung in Rom bekannt. Bis zu Beginn des 4. Jahrhunderts entstanden in Rom circa 250 Bäckereien. Die Einführung der Hefe wird den Galliern zugeschrieben. In Mitteleuropa wurde der Getreidebrei erst ab dem 8. Jahrhundert langsam durch das Brot verdrängt, das ab dem 12. Jahrhundert zu einem wichtigen Nahrungsmittel wurde. Erst im 19. Jahrhundert entwickelt sich das Brot, nun aus stark ausgemahlenem und damit ernährungsphysiologisch entwertetem Mehl, zum Volksnahrungsmittel. Seit 1955 existiert in Ulm ein Brotmuseum, in dem die Geschichte des Brotes dokumentiert wird.

Die *Probleme der Brotherstellung* im 20. Jahrhundert hingen eng mit der Massenproduktion zusammen. Erst zu Beginn des 20. Jahrhunderts wurde zuerst von den Backfabriken, später von den mittleren und kleinen Bäckereien anstelle von Sauerteig für den Brotteig Zitronensäure verwendet. Der Vorteil bestand in der Arbeitsersparnis der zeitaufwendigen Sauerteigherstellung, der Einsparung ausgebildeter Fachleute und der nun möglichen gleichmäßigen Teigbereitung, die für die Maschinengängigkeit der Brotfabriken unabdingbar war.

Leider wurde damit auch der Verlust von Geschmack und Haltbarkeit in Kauf genommen. Sauerteigbrot kann bis zu 4 Wochen haltbar und genießbar sein, während Nichtsauerteigbrot oftmals schon nach zwei Tagen hart und ungenießbar ist. Dieses Problem wurde von der Zulieferindustrie des Bäckereigewerbes erkannt. Man produzierte nun Backmischungen mit Zusätzen (Emulgatoren, Backtriebmittel u.a.), die den Teig maschinengängig machen sollten. Das Brot wurde dadurch zwar auch nicht viel länger haltbar, jedoch gelang es durch professionell designte Mischungen von Aromastoffen und Geschmacksverstärkern, geschmacklich standardisierte Brotsorten zu schaffen. Zu den Emulgatoren zählt auch Gluten. Im Hinblick auf die Bedürfnisse der Backindustrie wurden Getreidesorten mit hohem Glutengehalt gezüchtet, der durch extensive Düngung mit Nitraten zusätzlich gesteigert werden kann. Zusätzlich wurde den Backmischungen homogenisiertes Gluten beigemischt.

Unter *globaler Betrachtung des Getreideanbaus und -konsums* ist vielerorts zu vernehmen, dass in Asien vorwiegend Reis gegessen, in England Hafer zum Frühstück verzehrt, in Afrika Hirse und in Amerika Mais konsumiert wird. Dies sind gängige Vorstellungen über die Verbreitung von Getreidearten und deren Konsum in der Welt. Diese Verteilung ist jedoch historisch, wie auch bezogen auf die Gegenwart, nur bedingt richtig. Auf den Kontinenten gibt es unterschiedliche Klimazonen, daraus folgend unterschiedliche landwirtschaftliche Anbaubedingungen sowie an die produzierten Nahrungsmittel angepasste Ernährungsgewohnheiten. Wer schon einmal durch China gereist ist, konnte dies anschaulich erleben.

Wer aber weiß, welches Land der Erde führend im Anbau von 2 Getreidearten ist? Das ist China. Wir verbinden China sofort mit dem Reisanbau. Tatsächlich baut China im Norden seines Landes weltweit den meisten Weizen an. Das zweite Hauptanbauland für Weizen ist Indien. Dort wird er in Form von Fladenbrot gegessen. Dann folgt Europa vor den USA. Die Weltproduktion lag im Jahr 2004 bei 601 Mio. t mit leicht steigender Tendenz. Seit dem zweiten Weltkrieg fanden starke Verschiebungen beim Getreideanbau statt. Die Kultivierung von Weizen nahm in vielen Ländern zu. Man geht heute davon aus, dass 27 % der Weltbevölkerung mit Weizen ernährt werden. Damit steht der Weizen an dritter Stelle hinter dem Reis und dem Mais. Dieser ist besonders als Futtergetreide wichtig.

Das weltweit unbedeutendste Getreide ist der Roggen. Hauptanbaugebiete dieses Getreides sind Polen, Russland und Deutschland. Hafer hat mit dem Rückgang der Pferdezucht an Bedeutung verloren, ist jedoch in der Gesundheits- und Sporternährung zunehmend gefragt. Hirse wird führend in Indien angebaut. An zweiter Stelle stehen die USA, wo man die Sorghumhirse überwiegend zu Futterzwecken nutzt. Auf dem afrikanischen Kontinent nimmt die Bedeutung der Hirse ab – sie gilt leider immer noch als „Armeleutekost". Weltweit führend baut Deutschland Gerste als Grundlage für Brauereien und Tierfutter an.

Getreide gilt bei allen Völkern der Welt als Grundnahrungsmittel. Die in den früheren Jahrhunderten herausgebildete regionale Bedeutung einzelner Getreidearten verliert sich unter dem Einfluss der großflächig preiswert angebauten Hauptgetreidearten Reis, Mais und Weizen. Dies bleibt nicht ohne Einfluss auf die Kultur. Denn der haltbare, maschinell hergestellte Brotleib veränderte die Essgewohnheiten und den Tagesrhythmus der Menschen, die vordem kochten, Fladenbrote backten oder Breie zubereiteten. Festzuhalten ist, dass sich lediglich 27 % der Weltbevölkerung mit Weizen ernährt, aus dem man Brot backen kann. Die überwiegende Mehrheit verbraucht Reis. Mais hat den höchsten Anteil am Futtergetreide.

3. Was ist Gluten?

Gluten (lat. Leim)
ist die Bezeichnung für das Klebereiweiß der Brotgetreide.

Es gibt in der Nahrung drei Energieträger:

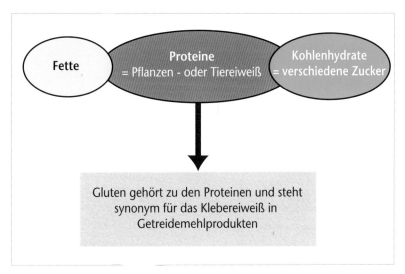

Abb. 1: Gluten gehört zu den Proteinen (Eiweiße).

Jeder Energieträger ist für uns gleich wichtig. Circa 65% unserer Ernährung sollten aus Kohlehydraten bestehen. Weitere circa 25% sollten sich aus Proteinen zusammensetzen und den Rest ergänzen die Fette.

In der Gruppe der *pflanzlichen Proteine* finden wir Gluten, das Getreideklebereiweiß. Gluten finden wir in folgenden Getreidearten: Weizen, Roggen, Dinkel, Gerste, Hafer, Grünkern, Triticale, Emmer, Kamut, Einkorn und deren Fertigprodukten in der Nahrungsmittelindustrie. In den Industriestaaten werden speziell durch den Konsum von Brot etwa 50% des Kohlehydratbedarfs gedeckt. Leider ist damit unausweichlich der Konsum von Gluten verbunden.

Unter Gluten versteht man einen ungenau definierten Sammelbegriff für verschiedene Bestandteile des so genannten Klebereiweißes im Weizen. Zurückgehend auf die

Arbeiten von *Osborne* aus dem Jahre 1907 werden die Eiweißbestandteile der verschiedenen Getreidesorten in *Albumine, Globuline, Prolamine und Gluteline* unterteilt (Osborne, Newsletter der Fruktose.at 05.04.2004).

Tabelle 1: Die Eiweißbestandteile verschiedener Getreidesorten nach Osborne .

Osborne-Fraktion	Weizen	Roggen	Hafer	Gerste
Albumin	Leukosin			
Globulin	Edestin			
Prolamin	Gliadin	Secalin	Avenin	Hordein
Glutelin	Glutenin	Secalinin	Avenalin	Hordenin

Osborne-Fraktion	Mais	Reis	Hirse	Dinkel
Albumin				
Globulin				
Prolamin	Zein	Orycin	Kafarin	Gliadin
Glutelin	Zeanin	Orycenin		Glutenin

Weiterhin differenziert man innerhalb der Gliadinfraktion unterschiedliche Arten bzw. Bausteine, die als alpha-Gliadine, gamma-Gliadine und omega-Gliadine bezeichnet werden. In den Lehrbüchern der Medizin werden die Gliadine als Auslöser für die Krankheit Zöliakie (Sprue) verantwortlich gemacht. Gliadin führt nur bei einem geringen Bevölkerungsteil (1/200) zu einer Form der Zöliakie. Es gibt aber einen ungleich höheren Bevölkerungsanteil mit Beschwerden verschiedenster Art, die durch eine Auslassdiät bezüglich Gluten, eigentlich aber bezüglich der Gliadine, eine deutliche Besserung ihrer Beschwerden erreichen.

Es stellt sich an dieser Stelle eine bedeutsame Frage, wenn wir bedenken, dass der Urweizen nicht mit dem Weizen vor 100 Jahren vergleichbar ist, und auch der Weizen von heute nicht mehr mit dem von vor 100 Jahren. Gerade in den letzten 100 Jahren hat man den Weizen bezüglich Gluten entscheidend hochgezüchtet.

Es geht aber maßgeblich um die Gliadine, die für uns unterschiedlich „giftig" sind und sich in ihren prozentualen Anteilen (neben dem Mengenproblem) auch noch verändert haben. Die verschiedenen Gliadine beeinflussen die Backqualität unterschiedlich. Die Frage ist: „Welche Bedeutung haben die unterschiedlichen Gliadine in welchem Anteil auf unsere Gesundheit?"

Seit dem Jahr 2000 finden hierzu Untersuchungen an der Deutschen Forschungsanstalt für Lebensmittelchemie in Garching statt. Thema: „Zöliakiespezifische Toxizitätsprüfung von Proteinen aus transgener Hefe, sowie transgenem Weizen und Mais und Detoxifizierung von Weizen durch Immunmodulation".

Zum einem soll untersucht werden, ob über modifizierte Gliadinpeptide eine Immunmodulation und damit eine orale Toleranz gegenüber Weizen erreicht werden kann. Dazu sollen die Aminosäuresequenzen Zöliakie-toxischer Gliadinpeptide derart modifiziert werden, dass sich die synthetischen Peptide zwar an die HLA-Moleküle der immunkompetenten Zellen der Dünndarmschleimhaut binden, gleichzeitig aber die Aktivierung der T-Zellen unterbunden wird.

Entsprechend wirksame Peptide sollen dann mittels gentechnischer Maßnahmen in Weizen und Mais transformiert werden.

Zum anderen sollen durch in vivo- und in vitro-Tests eine Auswahl von in transgener Hefe produzierten und modifizierten Gliadinen und Untereinheiten von LMW- (low molekular weight) und HMW- (high molekular weight) Gluteninen, eine Auswahl von synthetischen Peptiden sowie später transgener Weizen und Mais auf Zöliakie-Toxizität geprüft werden.

In den Jahren 1998 und 1999 wurde ein Forschungsprojekt mit Unterstützung des Bundesministeriums für Ernährung, Landwirtschaft und Forsten durchgeführt. Thema: „Auswirkung einer Schwefeldüngung auf den Ertrag und die Qualität von Weizen". Schwefel ist u.a. für die Intensivierung des Eiweißstoffwechsels wichtig.

Große Teile des Schwefelbedarfs der Landwirtschaft wurden bis zu Beginn der 80er Jahre über SO2-Emmissionen gedeckt. Durch die Installierung von Rauchgasentschwefelungsanlagen erfolgte eine drastische Reduzierung der Schwefeleinträge ins landwirtschaftliche Ökosystem.

Im Weizen entstehen dadurch HMW-Glutenine, die im Vergleich zu LMW-Gluteninen ein wesentlich höheres Molekulargewicht aufweisen und ähnlich den Omega-Gliadinen geringer an Cystein und Methionin schwefelarm sind. Bei den Untersuchungen geht es ausschließlich um die Verbesserung der Backqualität. – Aber welche Bedeutung hat der Gehalt an Schwefel im Korn durch Veränderung der Glutenine und Gliadine auf die Gesundheit des Menschen?

Die Deutsche Forschungsanstalt für Lebensmittelchemie veröffentlichte eine Studie über zöliakiespezifische toxikologische Wirkungen eines immunaktiven Peptids aus alpha-Gliadinen (siehe Jahresbericht der deutschen Forschungsanstalt für Lebensmittelchemie 2004). Als Maß für die zöliakiespezifische Toxizität dienten die Veränderungen der Enterozytenhöhe, das Verhältnis der Höhe der Villi (Darmzotten) zur Kryptentiefe (Basalebene der Darmzotten) und die Anzahl intraepithelialer Lymphozyten. Die in-vivo-Toxizitätsprüfung wurde an vier freiwilligen erwachsenen Patienten vorgenommen, die sich über Jahre hinweg glutenfrei ernährt hatten und danach eine intakte Schleimhaut aufwiesen. Die Gliadine wurden direkt ins Duodenum instilliert.

Die Positivkontrolle PTG (1g) zeigte bereits nach 4 h in allen gemessenen Parametern eine meist hochsignifikante Wirkung. Nach mehrwöchiger Regeneration wurde dem ersten Patienten das Gliadinpeptid G8 in einer Dosis von 100 mg instilliert, wobei nach vier Stunden eine so starke Wirkung eintrat, dass bei den anderen Patienten die Dosis auf 20 mg reduziert wurde. Trotzdem zeigte sich bei allen Patienten eine signifikante Wirkung. Damit war die zöliakiespezifische toxische Wirkung des Gliadinpeptids G8 erwiesen. Demzufolge ist die Höchstmenge für glutenfreie Kost auf 10 mg Gliadin in 100g Lebensmittel gesetzlich begrenzt.

Gliadin steht hier auch synonym für *Secalin* und *Hordein*. Die Prolamine von Mais, Reis und Hirse gelten zunächst als unbedenklich. Klinische Erfahrungen zeigen, dass eine Reihe von Patienten, die auf glutenfreie Kost umschwenken und bevorzugt Maisprodukte essen, sehr schnell auch dort eine Unverträglichkeit entwickeln. Möglicherweise ist das Prolamin Zein aus dem Mais dem Gliadin aus dem Weizen ähnlicher als wir denken. Es sind sicherlich nicht nur die Gliadine, die uns krank machen. Hier ist noch Forschungsbedarf.

Gluten ist somit ein ungenau definierter Sammelbegriff, der die Summe von Prolaminen und Gluteninen, insbesondere von Gliadin und Glutenin umschreibt.

Dementsprechend gelten Weizen, Roggen, Gerste, Hafer und Dinkel als glutenhaltig. Der einschlägigen Literatur folgend führt Gliadin nur bei einem kleinen Bevölkerungsanteil von circa 0,5 % zu der mittlerweile sehr gut beschriebenen Krankheit Zöliakie. Es gibt aber einen ungleich höheren Anteil in der Bevölkerung mit Beschwerden unterschiedlichster Art, der nach einer Auslassdiät von Gluten eine deutliche Verbesserung seiner Beschwerden erreicht und später zu einer glutenarmen Kost übergehen kann.

Jeder muss seine individuelle Glutentoleranzgrenze suchen und erkennen.

Die Zwischenbilanz ergibt folgendes Bild (Vgl. www.lebensmittellexikon.de, 2006.16.03):

Gluten
- ist ein komplexes, großes Eiweißmolekül,
- ist ein wichtiger Grundstoff für die Lebensmittelchemie,
- ist grundsätzlich als Bindemittel für pflanzliches und tierisches Eiweiß geeignet,
- trägt zur Wasserbindung in Teig und Wurstwaren bei,
- verleiht dem Brot Krusten und Krumenbildung,
- gibt dem Brot die von uns gewünschte Elastizität,
- bindet durch seine hygroskopischen Eigenschaften Wasser und hält das Brot länger frisch,
- wird in der Lebensmittelchemie als Emulgator, Stabilisator und Bindemittel geführt und bisher ohne eindeutige Deklaration angewendet,
- dient in Verbindung mit modifizierter Stärke als Verdickungsmittel und Stabilisator,
- ist für den Menschen ein minderwertiges Eiweiß,
- wird den Prolaminen zugerechnet.

Auf dem Weizenmarkt bedeutet ein hoher Eiweißgehalt im Weizen einen hohen Verkaufswert. Das Leiteiweiß ist das Gluten, das die so genannte „Backtriebfähigkeit" oder auch „Backqualität" bestimmt. Die Fähigkeit, durch Bläschenbildung den Teig aufgehen zu lassen und diesen durch Auskleidung ihrer Innenwände mit zähelastischem Eiweiß zu stabilisieren, macht den Weizen für die industrielle Backwarenherstellung so interessant.

Gluten kann bis zum dreifachen seines Gewichtes an Wasser binden und entwickelt in feuchtem Zustand elastische und plastische Eigenschaften. Wie ein Skelett durchzieht es den Teig und sorgt für die feinporige, lockere Struktur und verhindert, dass der Teig beim Backen zu einem Fladen auseinander läuft. Diesem Kleber hat der Weizen seine hervorragenden Backeigenschaften zu verdanken und wurde dadurch zum Backgetreide Nr. 1 der Welt.

Weizenvollkorn kann bis zu 17% seines Gewichtes an Proteinen enthalten, davon sind ca. 90% Gluten. Die Weizensorten, die zu Mehl verarbeitet werden sollen, müssen mindestens 11,5% Proteine enthalten, damit das Mehl backfähig ist. Je höher der Anteil an Proteinen ist, umso besser kann der Bauer sein Korn verkaufen. Jedes ½% mehr Protein (über 11,5%) wird höher bezahlt. Folglich hat jeder Landwirt das Ziel, möglichst viel Protein im Korn reifen zu lassen. Der hohe Anteil wird neben speziellen Saatzüchtungen über eine hohe Nitratdüngung erreicht. Vielleicht hat deshalb Deutschland die höchste Nitratbelastung in den Böden.

Dabei ist Gluten für unsere Ernährung kein hochwertiges Eiweiß, so dass wir darauf verzichten könnten. Es hat nur backtechnisch eine Bedeutung als Konditionierer für Teigwaren.

Dinkelbrot ist bekanntlich trockener und krümeliger als Weizenbrot. Roggenbrot wird aus dem gleichen Grund in der Regel als Roggenmischbrot (auf Grund der besonderen Klebereigenschaften des anteiligen Glutens mit 10-30% Weizenmehlanteil gemischt) angeboten.

Gluten wird als Überbegriff für eine Reihe ähnlicher Kleber verwendet. Die Gliadine, aber auch die Glutenine einzeln können Zöliakie auslösen. Was bedeutet der Summationseffekt Gluten in seiner Ganzheit für unsere Gesundheit?

Es gibt mehrere Gliadine, deren Unterscheidung für uns bisher ohne Bedeutung ist. Gegen die Gliadine entwickeln die Menschen durch das Überangebot zunehmend allergische Reaktionen. Wir bleiben hier weiterhin bei dem Begriff *Glutenintoleranz*.

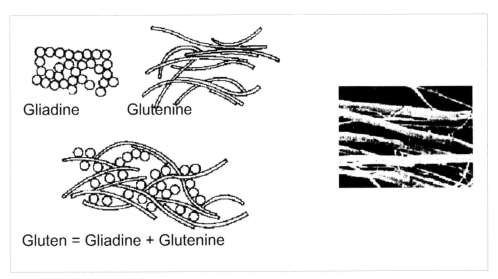

Abb. 2: Gluten besteht aus Gluteninen und Gliadinen.

Da in Deutschland Getreide, besonders der Weizen, das Hauptnahrungsmittel darstellt, ist es nicht verwunderlich, dass wir täglich mit seinem Klebereiweiß in Kontakt kommen. Morgens frühstücken wir Brötchen, Müsli aus Getreidekörnern oder Cornflakes, in denen Mais mit Weizen gemischt ist. Zwischendurch essen wir Brot oder süßes Gebäck, mittags Nudeln, Pizza oder Gerichte mit Fertigsaucen (unter Verwendung von Gluten als Emulgator) oder Saucen, die mit Weizenmehl gebunden wurden. Nachmittags und zwischendurch greifen wir zu Kuchen, Süßigkeiten und Müsliriegeln, in denen Weizenmehl oder Körner, oft als wertvolles Vollkornprodukt angepriesen, verbacken sind. Abends vespern wir Brot mit Wurst, in die Gluten als Bindemittel eingearbeitet ist, oder beim Auswärtsessen Brot, bis das Essen kommt. Brot ist ständiger Begleiter und Sättigungsmittel beim Essen, beim „Hamburger" des Fastfoodanbieters usw. Zusammenfassend ist festzustellen, dass Weizenmehl als Basis für Grundnahrungsmittel, Trennmittel, Füllstoff, Bindemittel und in Form von Vollkornprodukten als besonders gesund und vollwertig verkauft und konsumiert wird.

„Vollkornbrot soll doch so gesund sein, deshalb esse ich es auch, aber es bekommt mir eigentlich gar nicht!" Diese Aussage höre ich in meiner Arztpraxis sehr oft. Sie zeigt einerseits den starken Einfluss der Werbepsychologie und andererseits, dass die Menschen, wenn sie intuitiv ihren Erfahrungen folgen würden, den ihre Gesundheit beeinträchtigenden Faktor erkennen müssten.

Denn gerade Weizen-Vollkornprodukte sind noch unverträglicher als ausgemahlenes Mehl des Typs 405, bei dem nur der Mehlkörper zermahlen wird.

Industrielle Verarbeitung von Gluten

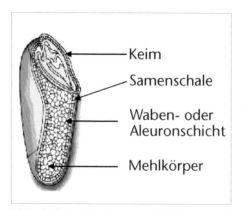

Keim

Samenschale

Waben- oder
Aleuronschicht

Mehlkörper

Abb. 3: Das Samenkorn mit Schale und Mehlkörper.

Gluten wird durch ein spezielles Verfahren aus Weizen der Güte 511 gewaschen. Die Güte hat mit der Veraschung zu tun. Je höher der Ausmahlungsgrad ist, umso geringer der Ascheanteil. Also hat die Sorte 405 weniger Asche (405 mg Asche auf 100g Mehl) und somit weniger Mineralgehalt als die weniger ausgemahlene Sorte 511. Gluten wird nach dem Auswaschen in getrockneter, pulverisierter Form gelagert und weiterverwendet. Man kann Gluten in 25 kg Säcken kaufen. Es werden heute die meisten Wurstsorten mit Gluten versetzt, dessen Eigenschaft der Eiweiß- und Wasserbindung dabei gewünscht ist. Das Gluten wird bereits den Gewürzmischungen zugesetzt, weil es den Geschmack verbessert, gleichzeitig Wasser und Eiweiß bindet, und gelangt so zusätzlich in die Wurst. Auch Schinken, speziell der Kochschinken, wird aus den gleichen Gründen mit Gluten versetzt. Damit wird der Kochschinken erst schneidfähig, hält seine Scheibenform und ist schön feucht und schnittfest, so wie wir ihn mögen. Der Glutengehalt muss erst ab dem 01.01.2006 deklariert werden. Bisher stand nur „Pflanzliches Eiweiß" als Inhaltstoff auf der Verpackung, insofern überhaupt jemand nach den Inhaltsstoffen von Schinken fragt. Ein Trockenschinken sollte normalerweise kein Gluten enthalten.

Gluten und Natriumglutamat

Historische Fakten

Natriumglutamat (NaGlu) wird als Geschmacksverstärker schon seit Jahrhunderten in China aus Seetang gewonnen. Erst zu Beginn des letzten Jahrhunderts (1909) stellte man NaGlu auch aus Gluten her. NaGlu spart als Geschmacksverstärker tonnenweise wertvolle Gewürze ein. Besonders in Kriegs- und Nachkriegszeiten des letzten Jahrhunderts in Mitteleuropa war NaGlu ein wichtiger Ersatzstoff. Auf ein Kilogramm Konserve wurden 2g NaGlu verwendet. Die USA verarbeitete 1947 3000 Tonnen Glutamat als Speisewürze. Heute, 60 Jahre später, wird die weltweite Herstellung unterschiedlich mit bis zu 1.600.000 Tonnen pro Jahr angegeben. Der Geschmacksverstärker wird standardisiert als E621-E625 gekennzeichnet.

Interessant ist, dass Glutamat wegen seiner Verwandtschaft zur Glutaminsäure einen günstigen Einfluss auf die geistige Leistungsfähigkeit des Menschen hat (IQ-Erhöhung). Aus Glutaminsäure wird im Gehirn Glutamat gebildet, das dort als Neurotransmitter fungiert. Einige schwere Erkrankungen, wie z.B. Parkinson, Alzheimer oder Chorea Huntington (siehe Glossar), gehen mit einer Störung des Glutamin-/Glutamatstoffwechsels einher.

Um 1951 gab es sogar für jedermann Dragees mit Glutamat zu kaufen. Man gab damals Kindern über Jahre hinweg bis zu 40g Glutamat täglich zur Förderung der geistigen Leistung, ohne wesentliche Nebenwirkungen zu beobachten.

Natrium(mono)Glutamat ($HOOC-CH_2-CH_2-CH(NH_2)-COONa$) ist das Salz der *Glutaminsäure* ($HOOC-CH_2-CH_2-CH(NH_2)-COOH$). Glutaminsäure gehört zu den nicht essentiellen Aminosäuren mit sauren Seitenketten. Sie ist eine der wichtigsten Aminosäuren, die fast in allen Eiweißkörpern, besonders aber in Weizengliadin, Casein, Fibrin, Ceratin (Ei- und Milcheiweißen) verbreitet ist. In Europa wird im Gegensatz zu Asien glutaminsäurereich gegessen. Lebensmittel haben einen unterschiedlichen Anteil an Glutaminsäure: so z.B. harter Schnittkäse 8%, Erdnüsse 5%, Fisch 3,8%, Fleisch 4,5%, Tofu 2,6%, Hirse, Mais und Reis 0,5%, Kokosmilch 0,05%, Kuhmilch 0,7% und Gluten 30%. Der Name Glutaminsäure leitet sich aus Gluten ab, aus dem die Glutaminsäure zuerst gewonnen wurde. Im Gehirnstoffwechsel entsteht aus Ammoniak und Ketoglutarsäure durch Aminierung Glutaminsäure. Damit wird das nervenschädigende (toxische) Ammoniak gebunden. Natrium(mono)Glutamat, das Salz der Glutaminsäure, ist ein weißes, kristallines Pulver, das durch Sensibilisierung der Papillen im Mund den Geschmack von Speisen verbessert, ohne im Reinzustand einen Eigengeschmack zu haben.

Glutamin $H_2N-CO-CH_2-CH_2-CH(NH_2)-COOH$ kommt in vielen Pflanzen während der Keimung in Gesellschaft von Asparaginsäure oder auch allein vor. Es wird vermutet, dass das bei lebhaften Stoffwechselprozessen infolge Desaminierung (Loslösung der NH_2-Gruppe zur Bildung von Harnstoff) von Eiweißstoffen freiwerdende Zellgift Ammoniak durch die Bildung von Glutamin bzw. Asparagin entgiftet wird.

Gluten ist ein Gemisch aus den alkohollöslichen Gliadinen und dem alkalilöslichen (wasserunlöslichen) Glutenin. Den Glutengehalt von Mehl kann man nach folgendem einfachen Verfahren feststellen: 25g Mehl werden in einer Porzellanschale mit 13cm2 gesättigtem Gipswasser zu einem Teig verknetet. Eine Stunde später schlägt man den Teig in ein Leinentuch ein und wäscht ihn unter einer Wasserleitung aus. Die Stärke wird dabei ausgeschwemmt, der Kleber bleibt zurück.

Gliadine (Prolamine) sind einfache, biologisch minderwertige Eiweiße, die aus einem Gemisch aus Glutaminsäure und Prolin bestehen, das bei der Hydrolyse in die Aminosäuren zerfällt. Anders dargestellt bestehen die Gliadine, die alkohollöslichen Fraktionen des Glutens, aus glutaminreichen Gliadin-Polypeptiden, die in Gamma-, Beta-, Theta- und Alpha-Untergruppen eingeteilt werden. Alle 4 Untergruppen können auf den Mensch mengenabhängig toxisch wirken.

Physiologische Eigenschaften von Glutaminsäure und Glutamat

Sowohl mit Glutaminsäure als auch mit Glutamat wurden Experimente gemacht. Sie spielen offenbar im Hirnstoffwechsel des Menschen eine wichtige Rolle. Ratten fanden rascher aus einem Labyrinth und bei Menschen beobachtete man eine Erhöhung der geistigen Spannkraft und Leistungsfähigkeit. Bei Tagesgaben von 100g Eiweiß werden vom Erwachsenen etwa 30g Glutamin aufgenommen. Verabreicht man zusätzlich 8-12g Glutamin täglich, so steigt die Glutaminaufnahme um 50%; entsprechend verbessert sich auch die psychische Leistungsfähigkeit um 50% und mehr. Diese Leistungssteigerung ist nicht auf die Kalorienzunahme, sondern auf die spezielle Glutamin-Wirkung zurückzuführen. Bei psychisch unterentwickelten Kindern und Jugendlichen bewirken Tagesgaben von 8-12g Glutamin eine beschleunigte Nachreifung, wobei das Intelligenzalter um mehrere Jahre gesteigert werden kann. Während einer 6-monatigen Glutaminbehandlung fand man ein fortwährendes Ansteigen des IQ; dann blieb er trotz weiterer Glutamin-Behandlung auf gleicher Höhe stehen. Glutamin bewirkt in den Kapillaren eine Abdichtung und Resistenzsteigerung. Haferflocken (morgens zwei Teller Haferflockenmüsli) übten bei Kindern mit Lernbehinderungen die gleichen günstigen Wirkungen (Leistungssteigerung, Erhöhung der Konzentrationsfähigkeit, Nachlassen der Ermüdbarkeit, körperliche Kräftigung) wie einzelne Aminosäure-Präparate aus.

Zusammenfassung:

- Aus Gluten wird Glutamat hergestellt
- Glutamat wird auch im Gehirn gebildet und dient dort als Neurotransmitter
- Glutamat ist das Salz der Glutaminsäure
- In Europa wird im Gegensatz zu Asien glutaminsäurereich gegessen. Möglicherweise liegt hier der Unterschied in der höheren Lebenserwartung der Asiaten.
- Gliadin ist ein Teil des Glutens,
- Gliadin verleiht dem Gluten eine hohe allergisierende Potenz,
- Glutenin, der zweite Teil des Glutens, führt nach neuesten Erkenntnissen ebenso wie Gliadine zur Zöliakie. Labortechnische Nachweismethoden dazu fehlen noch.
- Gluten ist in Weizen, Roggen, Dinkel und Gerste enthalten,
- neben dem Gluten führt die Antikörperbildung gegen Transglutaminase zu Erkrankungen, besonders rheumatischer Art,
- Vollkornprodukte sind unverträglicher als Weißmehlprodukte,
- Vollkorn in gequollener Form, z.B. als Müsli, ist unverträglicher als Vollkorn verbacken oder gekocht,
- Weizen ist auf Grund seines hohen Gehaltes an Gluten unverträglicher als Dinkel oder Gerste.

4. Glutenhaltige Getreidearten und andere Nahrungsmittel

Getreide bilden im Allgemeinen die Nahrungsgrundlage eines Großteils der Menschheit. Die Bezeichnung Getreide gibt es nur in der Einzahl. Im engeren Sinne verstehen wir darunter Zuchtformen von Gräsern mit verschiedenen Ursprüngen.

Weizen ist die am häufigsten verwendete Backgetreideart. Die Urform des Weizens wurde vor 6000-8000 Jahren durch Kreuzung und Züchtung von Süßgräsern entwickelt. Weizen enthält bis zu 17 % Eiweiß, mit einem besonders hohen Anteil an Gluten. Gluten hat keinen ausgeprägten Eigengeschmack und eignet sich auf Grund seiner besonderen Klebereigenschaften für alle Backwaren. Hartweizen ist eine besonders kleberhaltige Variante. Er wird vorwiegend zur Nudel- und Grießherstellung verwendet.

Bulgur ist ein vorgekochtes Weizenprodukt, das im nahen und mittleren Osten seit Jahrhunderten zu den Grundnahrungsmitteln gehört. Der Weizen wird eingeweicht, danach bis zu drei Stunden in wenig Wasser gekocht, an der Luft getrocknet und grob zerkleinert. In diesem Zustand ist er lange lagerfähig.

Dinkel (Spelzweizen) ist eine Weizenart, die früher weit verbreitet war. Er lässt sich auf die gleiche Weise verarbeiten wie Weizen. Sein Klebereiweiß macht ihn ebenfalls ideal zum Backen. Bei einer Untersuchung der deutschen Forschungsanstalt für Lebensmittelchemie (Jahresbericht 1997) erfolgten u.a. proteinchemische Untersuchungen. Es wurden 20 unter identischen Bedingungen angebaute Dinkelsorten und zwei Sorten Saatweizen untersucht. Das für Saatweizen entwickelte Verfahren erlaubt auch bei Dinkel eine detaillierte qualitative und quantitative Kleberproteinanalyse. Die HPLC-Muster der Gliadine wie auch der Gluteninuntereinheiten ermöglichen in den meisten Fällen die Identifizierung der Sorte und die Einordnung ihrer Verwandtschaft zu Saatweizen. Wichtigstes Ergebnis der quantitativen Untersuchung war, dass Dinkel im Vergleich zu Saatweizen generell ein höheres Gliadin/Glutenin-Verhältnis aufweist.

Roggen war früher das Brotgetreide der Germanen, Kelten und Slawen. Roggen und Weizen wurden um 1900 zu etwa gleichen Teilen verbacken. Roggen ist winterhart. Er keimt noch bei niedrigen Temperaturen und braucht bis zur Reife circa 280-300 Tage.

Man kann Roggen bis zum Polarkreis und in Höhen bis 2000m anbauen. Im Nährwert unterscheidet er sich kaum vom Weizen. 100g enthalten 11,6g Eiweiß, 1,7g Fett, 69g Kohlehydrate. Das entspricht einem Energiewert von 358 Kalorien oder 85,6J. Roggen gilt heute als typisches Brotgetreide. Er besitzt wenig Klebereiweiß und kann daher nur mit Sauerteig oder als Roggenmischbrot mit 10-30% Weizenanteil verbacken werden.

Grünkern ist nicht ausgereifter Dinkel, der unter Hitzeeinwirkung nachgetrocknet wird. Dadurch erhält er einen herzhaften, leicht nussigen Geschmack und eignet sich für Bratlinge, Aufläufe und Suppen.

Triticale ist eine Kreuzung aus Weizen (Triticum sativum L.) als dem weiblichen und Roggen (Secale cereale L.) als dem männlichen Partner. Bei der Kreuzung entsteht ein Hybride. Die Kreuzungsnachkommen sind hochgradig steril, so dass die Chromosomensätze durch Behandlung mit Colchizin, dem Gift der Herbstzeitlose, künstlich verdoppelt werden, um fertile Pflanzen zu erhalten. Triticale wurde ursprünglich gegen Ende des 19. Jahrhunderts in Schweden und Schottland gezüchtet, um die Qualität des Weizens auch in kühlen Regionen zu nutzen. Unter optimalen Bedingungen können Spitzenerträge fast wie beim Weizen (circa 90dt/ha) erreicht werden.

Gerste ist mit circa 17.000 Jahren das älteste kultivierte, glutenhaltige Getreide der Menschheit. Die ältesten Gerstenkörner wurden bei Ausgrabungen in Ägypten gefunden. Im kaiserlichen China zählte sie zu den fünf heiligen Pflanzen und im antiken Griechenland war sie der Erdgöttin Demeter geweiht. Gerste wird überwiegend als Nacktgerste, eine spelzlose Züchtung, angeboten. Normalerweise sitzen die ungenießbaren Spelzen so fest, dass beim Entfernen die Randschichten des Korns zerstört werden. Gerste enthält verschiedene Schleimstoffe und ist gut für sämige Suppen und Breie geeignet.

Hafer enthält naturgemäß doppelt so viel Eiweiß wie die anderen Getreidearten (etwa 14-18%). 100g Hafer decken damit einen wesentlichen Teil unseres Tagesbedarfs an essentiellen Aminosäuren. Außerdem enthält Hafer viermal soviel Fett wie andere Getreidesorten, vor allem Linolsäure, die zur Senkung des Cholesterinspiegels beiträgt. Haferbrei gehörte jahrhundertelang auf den Frühstückstisch, ehe er vom Brot abgelöst wurde. Hafer enthält Avenin, ein Prolamin, welches eine deutlich andere Wirkung als Gliadin hat. Hafer gilt heute als glutenfrei, ist aber in der Regel durch unsaubere Erntemaschinen, Lagerung und Verarbeitung mit Weizen belastet. Es gibt darüber hinaus wahrscheinlich noch weitere glutenunabhängige Unverträglichkeiten, die noch nicht weiter erforscht sind.

Eine Studie der *deutschen Forschungsanstalt* (Jahresbericht 2002) bezüglich des ursächlichen Zusammenhangs von Zöliakie und Avenin ergab folgendes Ergebnis: Das Darmgewebe von 17 Zöliakiepatienten und 16 Kontrollpersonen wurde in einem Nährmedium einmal ohne Zusatz, einmal unter der Zugabe von Aveninhydrolysat und einmal unter der Zugabe von Gliadinhydrolysat untersucht. Nur bei der Zugabe von Gliadin war eine signifikante Veränderung im Gewebe erkennbar, so dass daraus geschlossen werden kann, dass Avenin und somit Hafer für Zöliakiekranke verträglich sind (Man beachte die Anzahl der Probanden [17] in dieser Stichprobe!). Die Erfahrung lehrt allerdings, dass es besser ist, zu Beginn einer Ernährungsumstellung auf glutenfreie Kost auch Hafer zu meiden, da Avenin nur wieder ein Teil der Ganzheit des Hafers darstellt.

Der Grund, warum Tiere so leistungsfähig werden, wenn sie mit Hafer gefüttert werden, ist, dass er einen hormonähnlichen Wirkstoff enthält, der auf Mensch und Tier eine belebende und antriebsteigernde Wirkung hat. Hafer enthält viel Fett und ist daher besonders gut im Geschmack. Am beliebtesten sind die Haferflocken. Hafer eignet sich gut für Breie und Suppen, da er besonders viele Schleimstoffe enthält.

Emmer, Kamut und **Einkorn** sind glutenhaltige Urgetreide, die heute keine Rolle mehr spielen.

Wildreis wurde in der Literatur bezüglich seines Glutengehaltes unterschiedlich bewertet. Zwischen Wildreis und Hafer besteht eine weitgehende Verwandtschaft. Wildreis wurde durch eine Studie der Zöliakiegesellschaft 2004 eindeutig als glutenfrei anerkannt.

Tabelle 2: Nahrungsmittel, die Gluten enthalten
Zum Beispiel:

- Gewürzmischungen zur Wurstherstellung
- Eis und Kuchencremes (Gluten wird als Stabilisator, als Verdickungsmittel oder als Emulgator Nahrungsmitteln zugesetzt.
  Wer denkt schon bei Eis an die mögliche Verwendung von
  Gluten als Emulgator?)
- Getränke wie Bier, auch alkoholfreies Bier, Whisky, Cognac
- Kleie als Zusatz in Abführmitteln
- Maltodextrin: Maltodextrose kommt in der Natur nicht vor, es gibt auch keine Verdauungsenzyme dafür. Es ist ein lebensmitteltechnologisch zusammengesetzter Zucker aus Maltose und
  Dextrose. Maltose entsteht aus vorgekeimtem Getreide.
- Glucosesirup
- Weizenkeimöl

Ausführlicher ist die von der DZG (Deutsche Zöliakiegesellschaft) veröffentlichte und beständig aktualisierte Literatur bezüglich glutenfreier Kost (Deutsche Zöliakiegesellschaft e.V., Filderhauptstr. 61, 70599 Stuttgart, Tel. 0711/45 99 81-0, Fax: 0711/45 99 81-50, E-Mail: info@dzg-online.de, www.dzg-online.de).

5. Glutenfreie Getreide (Pseudocerealien)

Glutenfreie Getreide eignen sich nicht sonderlich zum Brotbacken, da ihnen das Klebereiweiß zum Quellen bzw. für das Backvolumen fehlt. Sie werden mehrheitlich als Breie oder als Fladen gegessen.

Reis ist weltweit das wichtigste Nahrungsmittel für den Menschen. Bei uns wird Reis als Lang- oder Rundkornreis angeboten und dann meist in geschälter Form als so genannter parboiled Reis. Es ist jedoch dem Vollkornreis Vorzug zu geben, denn auch der ist glutenfrei. Fein gemahlen dient Reis als Dickungsmittel, das Saucen und Puddings nicht dunkel färbt. Reis wird auch in Nudelform und als Reiskräcker angeboten.

Mais steht in der Erntemenge weltweit an der Spitze der Getreide, wird aber überwiegend als Tierfutter verarbeitet. Er wird als Gemüse und als Korn angeboten. Unterschiedliche Züchtungen ermöglichen dies. Mais, geschrotet oder fein gemahlen, lässt sich zu Auflauf und Brei oder zu Brot verbacken, welches recht krümelig und vom Geschmack her gewöhnungbedürftig ist. Maisstärke ist sehr geeignet zum Binden von Saucen. Mais wird derzeit noch von den meisten Bäckereien, die glutenfrei backen, als die Alternative zu den glutenhaltigen Getreiden angesehen. Die Erfahrung lehrt, dass sich mit der Zeit bei einer Reihe von Patienten wieder „glutenähnliche Symptome" entwickeln können, so dass man oftmals auf andere Brotgrundlagen ausweichen muss, wie z.B. Buchweizen, Reis usw.

Kichererbsenmehl wird zu pikant gewürztem, ungesäuertem Fladenbrot, dem indischen Missi Rotis verarbeitet.

Buchweizen ist nicht der Samen einer Getreideart, sondern der eines Knöterichgewächses. Er wird auch Sarazenen- oder Tatarenkorn, schwarzes Welschkorn oder Heidekorn genannt und gelangte schon im 14. Jahrhundert aus Zentralasien nach Mitteleuropa. Buchweizen wurde als Grundnahrungsmittel auch auf armen Böden kultiviert und später durch ertragreichere Feldfrüchte wie die Kartoffel verdrängt. Heute wird er vor allem für die Vollwertküche wiederentdeckt. Die kleinen, kegelförmigen Körner mit ihrem nussartigen Geschmack werden in der Küche wie Getreidekörner verwendet. Buchweizenmehl eignet sich hervorragend für Pfannkuchen oder Spätzle. Geschrotet ist er eine gute Grundlage für Aufläufe und Bratlinge. Buchweizen schmeckt sehr gut, wenn man ihn vor dem Kochen in einer Pfanne anröstet. Er hat einen hohen Gehalt an wertvollem Eiweiß und enthält etwa dreimal so viel Lysin (notwendig für den Knochenaufbau) wie der Weizen. Lezithin und rund 70% essentielle Fettsäuren im Keim sind weitere wichtige Inhaltsstoffe. Darüber hinaus enthält Buchweizen in der Fruchtschale Fagopyrin, einen roten Farbstoff, der die Haut gegenüber Sonnenlicht empfindlicher macht und Hautentzündungen auslösen kann.

Hirse ist wahrscheinlich das älteste kultivierte Getreide. Die Urheimat der Hirse ist vermutlich Indien. Schon in vorgeschichtlicher Zeit wurde sie überall in der Welt angebaut. Sie ist vielen Menschen heute nur als Vogelfutter bekannt. Bis vor rund 150 Jahren war die Hirse in unseren Landen weit verbreitet. Heutzutage erlebt das kleine runde Korn eine Renaissance, da es sehr schmackhaft und gut bekömmlich ist. Hirse ist besonders für Breie geeignet oder wird als Fladenbrot gegessen.

Teff, auch Zwerghirse genannt, gehört ebenfalls zu den Süßgräsern, ist aber glutenfrei. Es ist eine Kulturhirse, die aus Äthiopien stammt.

In Afrika ist Teff ein wichtiges Nahrungsmittel. Es hat einen hohen Eisen- und Calciumgehalt. In Äthiopien ist Teffmehl Grundlage für den Teig, aus dem das Nationalgericht Injera, ein weiches Fladenbrot, hergestellt wird.

Hanf (Cannabis sativa) ist eine der ältesten Kulturpflanzen der Welt. Wegen der gesunden Zusammensetzung der Lebensmittel aus Hanf wurde er bereits früh in China verwendet. Die neuen Hanfsorten könnten eine Renaissance erfahren, sind derzeit noch unbekannt und über Internet beziehbar. In Europa sind nur THC-arme (Tetrahydrocannabiol=THC) Hanfsorten zugelassen. Somit kann von Hanfsamen keine gesundheitliche Gefährdung ausgehen. Hanf stammt aus Zentralasien. Heute gibt es einige hundert Kultursorten in fast allen Klimazonen.

Hanfsamen sind botanisch eigentlich Früchte, so genannte einsamige Nüsschen, weil der Samen in einer harten verholzten Fruchtschale eingeschlossen ist. Sie enthalten Speicherstoffe, deren ernährungsphysiologischer Wert für den Menschen kaum zu überbieten ist:
30-35% hochwertiges Öl
22-25% Proteine
20-30% Kohlenhydrate
10-15% Ballaststoffe

Das Hanfprotein enthält alle 9 essentiellen Aminosäuren im richtigen Verhältnis zueinander und ist damit für den menschlichen Körper besonders wertvoll.

Das kaltgepresste Hanföl entspricht in seiner Zusammensetzung der idealen menschlichen Ernährung. 50-58% Linolsäure, eine zweifach ungesättigte Fettsäure, und 14-20% Alpha-Linolensäure, eine dreifach ungesättigte Fettsäure, stehen im Verhältnis 3:1, einer idealen Kombination für den Menschen. 100 Gramm Hanfsamen enthalten den Tagesbedarf an essentiellen Fettsäuren.

Amaranth, auch Inkaweizen genannt, wird in den Andenhochtälern von Bolivien bis Argentinien kultiviert. Neben den Körner-Amaranthen, die die Grundlage für z.B. Fladenbrot liefern, gibt es auch Gemüse-Amaranthe, deren Blätter wie Gemüse verzehrt werden.

Quinoa, ein einjähriges Fuchsschwanzgewächs, dient in den Andenhochländern von Bolivien bis Chile als wichtiger Stärkelieferant und kann zu Suppen und Breien verarbeitet werden.

Im Vergleich zu einheimischen Getreidearten wie Weizen oder Roggen weisen die meisten oben genannten Samen und Früchte ähnliche Gehalte an Proteinen und Kohlehydraten auf. Allerdings enthalten sie zum Teil unerwünschte Inhaltsstoffe. „Amaranth und Quinoa haben mehr Mineralstoffe und eine bessere Proteinqualität als unsere Getreidesorten", so Prof. Schöch, Präsidiumsmitglied der DGE und Leiter des Forschungsinstitutes für Kinderernährung in Dortmund (Vgl. Prof. Roland Theimer Lehrstuhl „Physiologische Chemie der Pflanzen" Uni Wuppertal). „Die positiven Eigenschaften von Amaranth und Hirse werden eventuell durch enthaltene Gerbstoffe vermindert, die bei der Bearbeitung nicht entfernt wurden. Gerbstoffe verringern die Verfügbarkeit z.B. von Eisen, Vitamin B1, B6, und Protein im Darm."

Quinoa enthält Saponine (bitterschmeckende Substanzen), die durch Auswaschen oder Schälen weitgehend entfernt werden, aber möglicherweise noch in Spuren vorhanden sind. Saponine können die Blutzellen schädigen und die Durchlässigkeit der Darmwand erhöhen. Quinoa kann deshalb für Säuglinge und Kleinkinder nicht empfohlen werden.

Zur Problematik der Kontamination glutenfreier Nahrungsmittel mit Gluten sind folgende Möglichkeiten gegeben:

- Eine Kontamination kann bereits auf dem Feld durch die *Fruchtfolge* oder durch *benachbarte Felder*, auf denen gliadinhaltige Getreide angebaut wurden, stattfinden. Weiterhin kann sie erfolgen durch
- die *Erntemaschine*n,
- die *Lagerung,*
- den Transport und
- die *Weiterverarbeitung in den Mühlen*.

Glutenfreie Weizenstärke darf nicht mit der normalen im Handel befindlichen Weizenstärke verwechselt werden. Schon seit Jahrzehnten wird sie in England verwendet. Wegen ihres Geschmacks und ihrer strukturbildenden Eigenschaften wird sie gegenüber Mais und Kartoffelstärke bevorzugt.

Der Weizenstärkeanteil der Klasse A darf gesetzlich geregelt nur noch max. 0,5% Proteine enthalten. Die produzierenden Firmen versuchen dabei, schon unter 0,3% zu bleiben. Nur ein Bruchteil des Restproteins ist Gliadin. Seit 1992 ist der Grenzwert für Gliadin in glutenfreier Weizenstärke laut Codex Alimentarius auf 10mg in 100g Lebensmittel (wasserfrei) festgelegt. Gluten besteht zu circa 50% aus Gliadin. Der Grenzwert für Gluten ist entsprechend doppelt so hoch wie für Gliadin, d.h. 20mg für 100g Lebensmittel (0,02%). (siehe Fragen zur Zöliakie. Dzg-online.de 16.03.06)

6. Warum leiden zunehmend viele Menschen unter Gluten?

Die Weizenproduktion hat sich weltweit in den Jahren 1956-1996 verdreifacht und nebenbei wurde der Glutengehalt durch Züchtung und Düngung an die Grenzen des Möglichen getrieben. Das allein wäre vielleicht noch nicht so bedenklich, wenn nicht Gluten aus dem Mehl ausgewaschen würde, um es dann als Backtriebmittel, als Emulgator, als Stabilisator, als Aromaträger, als Grundstoff für Glutamat u.a. der Nahrung zusätzlich zuzuführen. Es handelt sich, verursacht durch die Ernährungsgewohnheiten und verstecktes Gluten, um einen Kumulationseffekt mit katastrophaler Auswirkung auf die Gesundheit der Menschen.

Leider sind die schädigenden Wirkungen von Gluten weder den Lebensmittelherstellern noch den Ärzten bekannt. Es ist auch völlig gleichgültig, ob man Demeterware oder „industriell" erzeugten Weizen kauft. Dies gilt auch für die anderen glutenhaltigen Getreidearten. Die Mehrzahl der Bevölkerung leidet unbewusst unter den Mengen an Gluten, die sie täglich konsumiert.

Seit der Jahrtausendwende erst gibt es labortechnische Nachweismethoden, die die empirischen Erfolge auf der Grundlage von Auslassdiäten in den vorausgegangenen Jahren bestätigen. Nachweislich ist Gluten an dem Ursprung vieler Erkrankungen beteiligt, bzw. man vermutet den Zusammenhang zwischen Gluten und z.B. neurologischen Erkrankungen und beginnt mit intensiver Forschung (Forschungsvorhaben zu neurologischen Symptomen bei Zöliakie; Wissenschaft und Forschung 1/2006).

Durch eine konsequente Auslassdiät bezüglich Gluten und Kuhmilch sind viele Krankheitsbilder heilbar. Die Glutenproblematik hat noch keine besondere Beachtung in der medizinischen Wissenschaft gefunden. So ist es für Ärzte im Allgemeinen nicht vorstellbar, dass u.a. Diabetes mellitus, Hypertonie (Niere), Herzinfarkte, Depressionen, Hepatitis u.v.m. durch Glutenunverträglichkeit ausgelöst werden können.

Die unzureichenden Testmethoden der orthodoxen Medizin bezüglich der Allergien sind veraltet, werden in ihrer Aussagekraft falsch eingeschätzt und dazu noch oftmals falsch interpretiert (nach dem Grundsatz: Wenn die „Werte" in Ordnung sind, liegt keine Allergie vor). Denn aus dem Fall, dass der klassisch vorgehende Mediziner in den

Laborwerten eines Patienten keine Antiallergene gegen Gluten entdeckt, folgert er, dass der Patient problemlos weiterhin Vollkornbrot und Weizenprodukte konsumieren kann. (Lineares Denken siehe Seite 101 Abb.: 23)

Aus der Perspektive der ganzheitlichen, naturheilkundlichen Medizin verlassen wir die Linearität des Denkens nach kausal-deduktiven Mustern und betrachten den Menschen als ein offenes, dynamisches System, in dem Bipolarität und Antinomie zugelassen sind.

Letztlich bilden die Zusammensetzung der Nahrung, die Ernährungsgewohnheiten und das bewusste oder unbewusste Ignorieren der Glutenproblematik durch die Schulmedizin ein verhängnisvolles Bündnis gegen die Gesundheit der Allgemeinheit.

Zöliakie - Die Spitze des Eisbergs

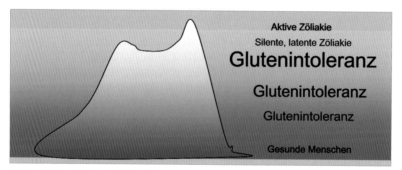

Abb. 4: Die Mehrzahl der Menschen, die durch eine Glutenintoleranz erkrankt sind, wissen noch nichts davon.

Betrachten wir die Glutenproblematik am Beispiel des Eisbergs, der bekannter Maßen nur 1/7 über die Wasserfläche ragt. Die Zöliakie betrifft nach neusten Erkenntnissen einen von 200 Menschen mit zunehmender Tendenz. Diese ist begründet in neuen Diagnosemöglichkeiten, aber auch im veränderten Ernährungsverhalten der Bevölkerung. Die Diagnose wird zur Zeit noch zu eng durch die ESPGAN festgelegt:

„Celiac sprue ist die internationale Bezeichnung für Zöliakie oder Sprue. Die Sprue wurde erstmals 1940 beschrieben. Die Kriterien für die Sprue wurden 1990 durch die ESPGAN (European Society for Peadiatric Gastroenterology and Nutrition) festgelegt:

Es wird eine Dünndarmbiopsie entnommen. Die Zottenatrophie alleine ist noch nicht beweisend. Unter glutenfreier Kost und Beschwerdefreiheit muss eine weitere Biopsie entnommen werden."

Nach meiner Auffassung und ärztlicher Erfahrung gibt es viel mehr Menschen als bekannt, die mit Gluten Probleme haben. Ich subsumiere diese unter der Diagnose *Glutenintoleranz*. Dabei sind die Übergänge zwischen den einzelnen Krankheitsbildern fließend.

Aus den oben genannten Gründen ist es nun besonders wichtig, auf die verschiedenen Möglichkeiten von Diagnose und Anamnese bei Verdacht auf Glutenintoleranz einzugehen.

7. Symptombilder und klinische Diagnostik von Zöliakie/Sprue und Glutenintoleranz

7.1 Was bedeutet Glutenintoleranz?

Glutenintoleranz ist in der hier vertretenen Perspektive der *integrative Oberbegriff* für Glutenunverträglichkeit, glutensensitive Gastro-enteropathie und die verschiedenen Formen der Zöliakie oder Sprue. Folgen wir der Definition der EU, so gilt Weizenstärke mit weniger als 0,3 % Gluten als glutenfrei. Wie viel kann nun der Zöliakiekranke in der Tat von dieser Stärke in Form von Brot zu sich nehmen? Hier stoßen wir erneut an das Problem der Toleranzgrenze.

Es ist festzuhalten, dass jeder Patient eine individuelle Toleranzgrenze hat, die er durch Selbstbeobachtung unter Anleitung eines erfahrenen naturheilkundlichen Arztes explorieren muss. Unter Umständen ist diese individuelle Toleranzgrenze im Zuge naturheilkundlicher Therapien oder langzeitiger Abstinenz verschiebbar.

Selbst eindeutig durch Biopsie klassifizierte Zöliakiekranke können auch bei längerfristig konsumierter glutenhaltiger Kost bezüglich anderer Symptome beschwerdefrei sein. In einem uns bekannten Fall war nur eine Eisenmangelanämie labortechnisch erkennbar, die keinen Einfluss auf die Lebensqualität hatte.

7.2 Was ist Zöliakie/Sprue?

Zöliakie und Sprue meinen das gleiche Krankheitsbild. Zöliakie wird es beim Kind, Sprue beim Erwachsenen genannt.

Der international standardisierte Begriff ist Celiac disease (C.D.). Im Jahre 1950 entdeckte der Holländer W.K. Dicke im Gluten (gesprochen Glutéen) erstmalig die Ursache der Zöliakie. Als 1959 Prof. Rossipal an die Kinderklinik der Grazer Universität kam, lagen dort noch viele kleine hagere Kinder mit aufgedunsenen Bäuchen, vergleichbar den Biafra- Kindern mit Hungerödemen, in den Krankenzimmern. Zwar hatte Samuel Gee die Krankheit bereits 1888 beschrieben, die eindeutige Diagnose war aber erst zur

Mitte des vergangenen Jahrhunderts stellbar. Der Schlüssel aller Therapiekonzepte ist seitdem die glutenfreie Diät.

Celiac Disease ist eine Erkrankung des Dünndarmes und gilt als eine lebenslang bestehende Unverträglichkeit gegen das Klebereiweiß Gluten.

Zöliakie bedingt in der Regel eine lebenslange glutenfreie Diät, auch wenn sich die Darmzotten regenerieren. Während noch vor 20 Jahren Prävalenzahlen von 1:1000 bis 1:2000 genannt wurden, zeigen Studien in den letzten Jahren in Italien, Schweden und den USA Zahlenverhältnisse um 1:200. Die Zunahme der Zöliakie-Neudiagnosen ist begründet durch das zunehmende Interesse und die Aufklärung sowie die treffsicheren serologischen Methoden.

Außerdem sind Zuchtziele der Saatguterzeuger, die durch Selektion hohe Klebereiweißanteile beim Weizen herauszüchten, die zunehmende Ernährung mit Weizenprodukten (Döner, Pizza, Kuchen, Müsliriegel usw.) und die vielseitige Verwendung von Gluten als Stabilisator, Emulgator und Verdickungsmittel, weitere Ursachen für die erhöhte Erkrankungsrate. Die Symptomatik der Zöliakie hat sich in den letzten 20 Jahren stark verändert. Durch die Frühdiagnostik mittels Anti-Körper-Screening fällt nur bei ca. 40% eine typische Abdominaldiagnostik auf. Es besteht meistens eine so genannte *stumme Zöliakie* (siehe Seite 20).

7.3   Die Symptomatik der Zöliakie in der Literatur:

Müdigkeit, Krankheitsgefühl	70%
Diarrhoe	40%
Bauchschmerzen	40%
Gewichtsverlust	30%
Flatulenz	25%
Knochenschmerzen	15%
Amenorrhoe	keine Prozentangabe möglich

7.4 Begleitsymptome der Zöliakie in der Literatur:

- Vorgewölbter Bauch, Blähungen, Übelkeit, Appetitlosigkeit, Völlegefühl
- Schlaffe Muskulatur
- Erbrechen
- Missmutigkeit, Weinerlichkeit, Nervosität, Depressionen
- Wachstumsstörungen, Körpergewicht unterhalb der Altersnorm
- Tetanie
- Blutungsneigungen
- Fahle, teigige Haut, Blässe
- Schmelzdefekt an den Zähnen, Zungenbrennen

Routinelaborbefunde geben regelmäßig keine spezifischen Hinweise auf Zöliakie. Dabei ist zu beachten, dass die Untersuchung der genetisch verankerten Glutenunverträglichkeit erst seit dem Jahr 2002 möglich, aber unbekannt ist. Am häufigsten findet sich als Begleitsymptom eine Eisenmangelanämie, wobei mehrheitlich folgende Parameter erniedrigt sind: Eisen, Hämoglobin, MCH und MCV. Häufiger findet sich ein Folsäuremangel, eine erhöhte alkalische Phosphatase, Kalziummangel, verlängerte Prothrombinzeit auf Grund eines Vitamin K-Mangels und gelegentlich auch eine leichte Erhöhung der Transaminasen (GOT; GPT).

Die Definition der Zöliakie basiert auf den modifizierten ESPGAN-Kriterien: Die Grundvoraussetzungen sind einerseits typische (s. Seite 58) Schleimhautveränderungen (DZG, Marsh 3a bis 3c) und andererseits das prompte Ansprechen der klinischen Symptomatik auf eine strikte glutenfreie Diät. Zusätzlich sollten sich positive Serumantikörper wie z.B. Antigliadin-AK unter Diät normalisieren. Eine Kontrollbiopsie ist, wenn überhaupt, nur bei primär subklinischer Zöliakie zur Dokumentation des Ansprechens auf Diät und Zeichen der Remission erforderlich.

Als Toleranzgrenze für die tägliche Aufnahme von Gluten für Zöliakiekranke werden 0,01g angesehen. Das bedeutet, dass der Toleranzwert beim Verzehr schon einer einzigen Scheibe Brot um mehr als 50-mal überschritten würde.

7.5 Sind Glutenintoleranz und Zöliakie/Sprue gleichzusetzen?

Nach EG-Recht wird bei der Primarstärke A bei Weizen, bei der Gluten weitestgehend ausgewaschen wurde, ein Glutengehalt von weniger als 0,3% toleriert. Damit gilt ein Brot, das aus dieser Stärke gebacken wird und nur 0,27% Gluten enthält, als gluten-frei. Somit ist die Zöliakie/Sprue eine sehr weit eingeschränkte Glutenintoleranz. Die Glutenintoleranz kommt, bezogen auf den Patientenbestand in unserer naturheilkund-lichen Praxis von ca. 4000, bei 78%, also bei circa 3120 Personen vor, wobei davon im Verhältnis 1/200 nur 20 Patienten unter Zöliakie leiden. Dazu ist anzumerken, dass wir auf die Biopsie zur Schonung der Patienten und zur finanziellen Entlastung der Kos-tenträger in der Regel verzichten. Da die Zöliakie eher selten auftritt, ist nicht auszu-schließen, dass in manchen Fällen histologische Veränderungen im Darm übersehen werden. Siehe Abb. 5 Seite 5.

Bei einem hohen Prozentsatz regeneriert sich die Darmschleimhaut innerhalb von Monaten. Es ist vorgekommen, dass nach einer Zweituntersuchung des Darms gesagt wurde: „Wir finden nichts mehr, also können Sie wieder alles essen." Innerhalb kür-zester Zeit stellte sich, wie zu erwarten, der alte Zustand wieder ein.

7.6 Was bewirkt Gluten in unserem Körper?

Derzeit werden vier verschiedene Pathomechanismen (man sieht nur mechanische Schädigungen) beschrieben. Am besten ist die schädigende Wirkung von Gliadin bei C.D. beschrieben. Im Dünndarm wird die aufgenommene Nahrung in ihre Bestandtei-le aufgespalten und vom Körper aufgenommen. Gliadin kann auf mehreren Wegen in die Mucosa gelangen. Die Wege sind nicht einheitlich und noch unklar. Neuere Unter-suchungen an der Universität Maryland von Prof. Fasano belegen, dass es ein Enzym gibt, das er Zonulin nennt, das dem Gliadin sozusagen die Pforten öffnet, also den Darm dafür durchlässig macht. Man geht davon aus, dass Gliadine durch die Prote-asen im Darm nicht vollständig zu einzelnen Aminosäuren abgebaut werden können. Das am intensivsten untersuchte Gliadin ist ein Bruchstück des Alpha-Gliadin und ent-hält 33 Aminosäuren. Dieses so genannte 33-Mer enthält besonders viel Prolin und Glutamin und wird zu einem sehr starken Antigen, wenn es durch die Gewebstrans-glutaminase weiter spezifisch verändert wird.

Die Gewebstransglutaminase (TG) wird in der Darmschleimhaut gebildet. Ähnlich dem Gerinnungsfaktor XIII, der auch eine Transglutaminase ist, dient die TG zur Gewebeverfestigung durch Quervernetzung von Bindegewebestrukturen. Im Rahmen solcher Quervernetzungen werden Gliadine, die nicht von einer intakten Mucosabarriere zurückgehalten werden und ins subepitheliale Bindegewebe gelangt sind, durch die TG chemisch fest an Bindegewebestrukturen gebunden. Hierdurch entstehen stark wirksame, neue antigene Strukturen, die die Bildung von Antikörpern und Autoantikörpern gegen die TG stimulieren. Das chemisch fest gebundene Antigen hat eine lang anhaltende Wirkung, da es nur langsam aus dem Bindegewebe eliminiert werden kann.

Die heute üblichen serologischen Tests basieren auf dem Nachweis von im Patienten gebildeten Antikörpern des Typs IgA und IgG gegen Gliadin, Endomysium und TG. Das Endomysium ist ein Bindegewebs-Protein, das die feinen Muskelfasern des Darms umhüllt. Prinzipiell eignen sich die IgA-Antikörper am besten, es sei denn, es liegt ein selektiver IgA-Mangel vor. Dies ist bei 2-11% der Zöliakiepatienten der Fall. Bei Patienten mit selektivem IgA-Mangel erhält man bei der Testung auf IgA-Antikörper einen negativen Befund, jedoch bei der Testung auf IgG-Antikörper positive Ergebnisse. Generell sind die Tests auf IgA-Antikörper spezifischer und die Tests auf IgG-Antikörper sensitiver (Transglutaminase Ak www.lanisa.de/allergologie/transglu.htm).

7.7   Zöliakiediagnose durch Biopsie

Literatur zu diesem Kapitel: Harms NK, Caspary WF: Die Zöliakie und Sprue – Zöliakie des Erwachsenen, Hrsg.: Deutsche Zöliakie-Gesellschaft, e.V. Filderhauptstraße 61, 70599 Stuttgart. Bilder und Erklärender Text entnommen aus: DZG Medizin - Die Zöliakie & Sprue, erschienen bei der Deutschen Zöliakie Gesellschaft e.V.

Zum Standard der Diagnose der Zöliakie gehört die Biopsie (Gewebeentnahme) zur histologisch-feingeweblichen Untersuchung. Bei der Zöliakie sieht man dabei eine Zerstörung bzw. Degeneration der Dünndarmzotten (Zottenatrophie) und auch eine Vermehrung von Entzündungszellen, den so genannten *intraepithelialen Lymphozyten*. Der Verzehr des zöliakieauslösenden Glutens führt bei entsprechend disponierten Personen zu Entzündungen im oberen und mittleren Dünndarmbereich, in deren Verlauf besonders die Dünndarmzotten weitgehend abgebaut und abgeflacht werden. Bei andauernder Glutenbelastung kann der Oberflächenverlust so groß werden, dass nicht mehr genug Nahrungsbestandteile vom Körper aufgenommen werden können und Mangelerscheinungen auftreten.

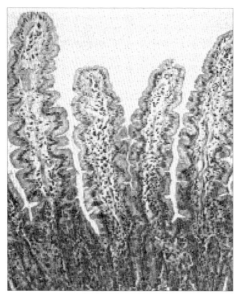

Gewebeschnitt durch eine normale Dünndarmschleimhaut.Ca. 60-fache Vergrößerung. Der Enterozytensaum grenzt sich deutlich vom übrigen Zottengewebe ab.

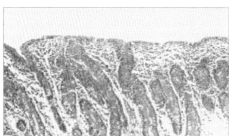

Gewebeschnitt durch eine flache, zottenlose Dünndarmschleimhaut. Neben der Zottenabflachung sind der schmale Enterozytensaum, dieKryptenvertiefungen und die starke Vermehrung der Entzündungen zu erkennen.

Abb. 5: Vergleich gesunder und durch Gluten erkrankter Darmzotten.

Präzisierungen der histologischen Diagnose:

- die Krypten sind hyperplastisch elongiert
- die Schleimhaut des Jejunums ähnelt der des Colons
- Epithelzellen sind verklumpt
- Die Zotten sind vermindert oder verschwunden

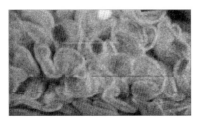 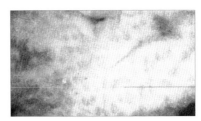

Lupenmikroskopisches Bild einer normalen Dünndarmschleimhaut bei ca. 20-facher Vergrößerung. Die zarten, blattförmigen Zotten erscheinen von dem Oberflächenephithelsaum girlandenförmig eingefasst. Unterhalb der Schicht derDünndarmenterozyten sind feinste Blutgefäße (die sog. Kapillaren) zu erkennen.

Gewebeschnitt durch eine flache, zottenlose Dünndarmschleimhaut. Neben der Zottenabflachung sind der schmale Enterozytensaum, die Kryptenvertiefungen und die starke Vermehrung der Entzündungen zu erkennen.

Abb. 6: Lupenmikroskopische Bilder gesunder und durch Gluten veränderter Darmschleimhaut.

Oftmals treten die merkbaren Beschwerden unter glutenhaltiger Kost sehr spät, manchmal erst nach Jahren oder Jahrzehnten auf.

Nur durch eine strenge, lebenslange, glutenfreie Ernährung gewinnt die abgeflachte Dünndarmschleimhaut ihre normale Gestalt und Funktion zurück. Schon bei kleinsten Glutenmengen kann die Schädigung wieder einsetzen!

Subjektive Beschwerdefreiheit bei Verstoß gegen die Diät bedeutet keineswegs, dass die glutenfreie Ernährung aufgegeben werden darf. Weiterhin ist zu beachten, dass nicht alle Symptome immer gleichzeitig auftauchen. Ihr Auftreten ist z.B. abhängig vom Alter des Patienten. Es gibt auch Patienten, die nur ein Symptom aufweisen.

Zur ethnischen Verbreitung der Zöliakie ist nach gegenwärtigem Forschungsstand zu sagen, dass sie hauptsächlich die weiße Rasse betrifft, da in aktuellen Studien die Gene HLA-DQ und HLA-DR und andere involvierte Gene möglicherweise keltischen Ursprungs sind. Demzufolge findet man die Zöliakie bei den nordischen Völkern wesentlich häufiger als bei den Südeuropäern. Da im Zuge der Völkerwanderungen sich die Kelten auch über den Balkan bis in die heutige Türkei verbreiteten, muss man jedoch im gesamten europäischen Raum und sogar weltweit auf Grund der Völkervermischung mit dem Krankheitsbild der Zöliakie rechnen.

In China und Japan ist die Krankheit so gut wie unbekannt, unter Schwarzafrikanern wurde sie bisher nur in Ausnahmefällen beobachtet.

7.8 Die Bedeutung von Zonulin bei Glutenintoleranz

Vor Jahren beobachtete Prof. Fasano als Mikrobiologe von der Universität Maryland bei einem Versuch mit abgeschwächten Vibrio-Cholerae bei der Hälfte der Probanden eine milde Diarrhoe. 1991 konnte er mit seinem Team den Giftstoff identifizieren, der zur Diarrhoe bei der Cholera führt.

Dieser Giftstoff ahmt ein Protein nach, das die Permeabilität zwischen den „Nähten" (Tight Junction) der Zellen reguliert. Prof. Fasano nannte das bakterielle Gift Protein-zonulaoccludensgiftstoff, oder kurz Zot. Bei weiteren Forschungen entdeckte er in der Darmschleimhaut das dem Zot ähnliche, menschliche Protein, das er Zonulin nannte.

Später fand man an anderen Organen, wie Herz und Hirn, leicht veränderte Zonuline. Obgleich dieses flexible, dynamische Nahtsystem normalerweise verhindert, dass Proteine, wie Gliadin und Casein Wasser und andere Moleküle zwischen den Zellen durchschlüpfen können, ermöglicht es Zonulin einzelnen Molekülen doch, immer wieder durch zugleiten. Der Choleragiftstoff hatte Prof. Fasano zufällig auf die Spur zu dem Regler der Nahtdurchlässigkeit geführt. Fasanos Giftstoff öffnet die Nähte und ermöglicht dadurch Wasser und anderen Molekülen, zwischen den Zellen hindurch in den Darm zu sickern und eine Diarrhoe auszulösen.

Die Peptide Gliadin und Casein können wohl durch Zonulin in den Körper und in das Gehirn eingeschleust werden. Gliadin und Casein sind wichtig, weil sie an den Opiatreceptoren im Gehirn andocken können und in ihrer Wirkung, sehr abgeschwächt, Heroin und Morphin ähneln. Es gilt als bewiesen, dass diese Verbindungen in Gehirngebieten, wie etwa den Temporallappen, in denen das Sprach- und Gehörzentrum liegt, pathologisch wirken. So findet man Gliadorphin und Casomorphin bei Autismus und Schizophrenie, auch bei Erschöpfungssyndromen, Depression, Fibromyalgie und anderen Krankheitsbildern. Antriebslosigkeit, Müdigkeit, Depression, krankhafte Abneigung gegen soziale Kontakte, vermindertes Schmerzempfinden, allgemein verarmtes Gefühlsleben, chronische Verstopfung usw. sind typische Opiatwirkungen. Zu bedenken ist an dieser Stelle nochmals, dass Gliadin zu einer Reihe von Prolaminen gehört, die sich besonders mengenmäßig negativ auf unsere Gesundheit auswirken. Unter diesem Aspekt ist manche Heilfastenkrise als ein Entzug von Gluten und Casein zu betrachten. Wenn man die Patienten durch solche Krisen führt, scheint nachher innerlich für den Menschen die Sonne.

Beide, Casomorphin und Gliadorphin, sind aus sieben Aminosäuren gebildet, die oben in Abkürzungen dargestellt sind. Beide beginnen mit der N-Terminal-Sequenz *Tyr-Pro* (für Tyrosin und Prolin) und haben zusätzlich *Prolin* an den molekularen Verbindungsstellen 4 und 6.

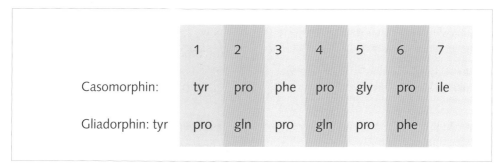

	1	2	3	4	5	6	7
Casomorphin:	tyr	pro	phe	pro	gly	pro	ile
Gliadorphin: tyr	pro	gln	pro	gln	pro	phe	

Abb. 7: Vergleich von Casomorphin und Gliadorphin

Ähnliche Zonulintypen, die sich nur durch einige veränderte Aminosäuren voneinander unterscheiden, fand er an Herz, Gehirn und anderen Organen. Ein Zonulintyp steigert die Durchlässigkeit der Blut-Hirnschranke. Daraus könnten sich Erklärungen ergeben, warum Glutenintoleranz zu Epilepsie, Depression u.a. neurologischen Erkrankungen führen kann.

Bei der Zöliakie findet sich ein erhöhter Zonulinspiegel, dessen Ursache bisher noch nicht geklärt werden konnte. Augenscheinlich stimuliert Gluten die Produktion von Zonulin und macht damit den Darm durchlässiger. Damit können größere Moleküle von Nahrungsmitteln ins Blut gelangen und dort zu Autoimmunreaktionen führen.

Dies könnte Nahrungsmittelunverträglichkeiten erklären, die mit einem erhöhten IgG4 einhergehen. Als gesichert darf man annehmen, dass, wenn größere Nahrungsmittelmoleküle durch die Darmschleimhaut ins Blut gelangen, sich Reaktionen mit erhöhtem

IgG4-Spiegel zeigen. So werden heute Zöliakie, Alzheimer, Diabetes mellitus, Herzerkrankungen, Hashimoto Immunthyreoiditis, Autoimmun-Hepatitis u.a. Krankheiten in Zusammenhang mit Zonulin untersucht, da sich daraus völlig neue Behandlungsmöglichkeiten ergeben werden.

Bereits 1997 fand Fasano mit seinem Team bei Mäusen heraus, dass Zot die Fähigkeit, Insulin über den Darm aufzunehmen, erheblich steigert. Wie immer ergeben sich hier mehr Fragen als Antworten zur Glutenintoleranz. Vielleicht besteht aber die Möglichkeit, z.B. mit der Nosode Cholera von Staufenpharma auf die Krankheit und Lebensmittelallergien einzuwirken.

7.9   Folgekrankheiten der Glutenintoleranz

Die enorme Variationsbreite der Symptombilder bei einer Glutenintoleranz bringt es mit sich, dass Patienten im Laufe ihres Lebens von unterschiedlichen Fachärzten bezüglich unterschiedlicher Erkrankungen behandelt werden, ohne dass diagnostisch der Zusammenhang mit einer Glutenintoleranz erkannt wurde. Nicht untypisch ist folgende Krankengeschichte: Als Baby traten regelmäßig Koliken auf, im Grundschulalter häuften sich Infekte und es entwickelten sich Nasenpolypen, die operativ entfernt wurden. In der Pubertät stellten sich Konzentrationsstörungen und Gräserallergien ein und im Erwachsenenalter klagte der Patient über Jahre hinweg über Migräne. Später zeigte sich eine ausgeprägte Hypertonie (in der Regel wird diese dann durch die Zerstörung der Niere durch Gliadin ausgelöst) und schließlich stellten sich Depressionen und Panikattacken ein. Es handelt sich bei diesem Beispiel beklagenswerterweise nicht um einen Einzelfall.

Für unseren Zusammenhang ist im Sinne der Frühdiagnose folgende Auflistung von begleitenden Krankheiten der GSE (Glutensensitive Gastro-Enteropathie) richtungweisend:
- Koliken im Babyalter (Schreikinder)
- Nasennebenhöhlenpolypen
- Akne
- Zahnerkrankungen
- Hohe Infektanfälligkeit, Otitis media, Tonsillitis
- Thyreoiditis

- Chronischer Schnupfen (früher sprach man von Brotschnupfen)
- Tinnitus
- Chronische Bronchitis/Asthma
- Chronische Gastritis
- Chronische Hepatitis (erhöhte Leberwerte),
  Cholecystopathie (Entzündungen der Gallenblase)
- Chronische Pankreatitis, eventuell mit Unterzucker oder
  frühzeitigem Diabetes mellitus, besonders Typ I
- Chronische Kolitis mit Diarrhoe oder Obstipation
  (auch Krämpfe sind möglich), Reizdarmsyndrom, Diverticulitis, Diverticulose Ver-
  wachsungen im Bauchraum
- Morbus Crohn
- Leaky Gut-Syndrom
- Adenocarcinome im Darm
- Chronisch rezidivierende Urocystitis
- Erkrankungen des Uterus
  (eventuell Myome, Blutungen, Schmerzen, Pilzerkrankungen)
- Frühaborte, Infertilität bei Männern
- Vaginitis (eventuell Pilzerkrankungen)
- Nephritis (nephrogener Hypertonus, ursächlich eine
  gluteninduzierte Glomerulonephritis) IgA-Nephropathie
- Therapieresistente anale Ekzeme mit Pruritus
- Endogene Ekzeme an Händen, Kopf, Gesicht, usw.
- Multiple Sklerose
- Schizophrenie, Epilepsie
- Schlechte Stimmung, Stimmungsschwankungen bis schwere Depressionen
- Kopfschmerzen bis schwere Migräneattacken
- Erschöpfbarkeit – absolute Erschöpfung (Burn out-Syndrom), Chronic Fatigue Syn-
  drom
- Seronegative rheumatische Erkrankungen – Fibromyalgiesyndrom
- Polyarthritis, Osteoporose, oder Monarthritis
  (Knie- oder Hüftarthrose)
- Ischialgien, Lumbago, HWS-Schulterarmsyndrom
- Sjögrensyndrom
- Lymphödem der Beine, Varicosis

- Herzerkrankungen, Arteriosklerose
  - Herzmuskelschwäche
  - Herzrhythmusstörungen
  - allergische Herzinfarkte
  - Herzschmerzen unklarer Genese
- Brustschmerzen unklarer Genese
- und andere

7.10 Warum ist das Krankheitsbild der Glutenintoleranz so wenig bekannt?

Die Ernährungslehre spielt weder in der ärztlichen Ausbildung noch in der Fortbildung eine Rolle. Selbst die Symptome der Zöliakie scheinen wenig bekannt zu sein. Folgekrankheiten wie eine langjährig bestehende Eisenmangelanämie werden nur symptomatisch behandelt. Die Schulmedizin fragt insgesamt zu wenig nach Ursachen und behandelt in der Regel nur die Symptome. Hier drängt sich ein Vergleich mit der Hypertonie auf: Hat z.B. jemand im Alter von 40 Jahren Bluthochdruck, so wird routinemäßig ein EKG gemacht und eventuell auch eine Ultraschalluntersuchung der Nieren vorgenommen. Da man erwartungsgemäß keinen auffälligen Befund hat, wird von einem so genannten essentiellen Bluthochdruck gesprochen, der mit Hilfe von Antihypertonika gesenkt wird. Angemessen wäre ein mindestens fünftägiges Heilfasten (s. Seite 167: Felke-Heilfasten).

7.11 Gibt es eine Heilung der Glutenintoleranz?

Diese Frage kann eindeutig verneint werden, aber selbst Menschen, bei denen eine Zöliakie/Sprue festgestellt wurde, können in einzelnen Fällen begrenzt (mengen- und zeitabhängig) glutenhaltige Nahrungsmittel vertragen. Gleiches gilt für die Glutenintoleranz. Einige Patienten reagieren schon auf kleinste Mengen, andere können über Wochen und Monate Gluten zu sich nehmen, ehe sie wieder reagieren. Die Toleranzgrenzen muss jeder individuell für sich erkennen. Eine Besserung der Krankheitsbilder und eine Verschiebung der Toleranzgrenzen sind durch verschiedene naturheilkundliche Begleittherapien möglich (z.B. Bioresonanztherapie, die Rhinoplexe 14, 15 und Lac vaccinum D12). Wenn man das Lebensalter der Menschheit mit 5.000.000 Jahren annimmt und sich das verteilt auf 50 cm vorstellt, dann sind 1.000.000 Jahre 10cm, 100.000 Jahre 1cm, 10.000 Jahre 1mm, 1.000 Jahre 0,1mm und 100 Jahre 0,01mm. Entscheidend waren die letzten 50 Jahre und damit spüren wir zwischen den Fingern nur noch 0,005 mm, nicht mehr als Staubkörnchen.

In dieser ungemein kurzen Zeit hatte der Mensch keine Chance, sich den Mengen an Gluten, Glutamat, Transglutaminase und Weizenprodukten anzupassen, die heute unsere Ernährung bestimmen.

Es gibt also keine Heilung, sondern nur ein Finden und Anpassen an die Toleranzgrenzen. Am besten man meidet glutenhaltige Lebensmittel so weit wie möglich.

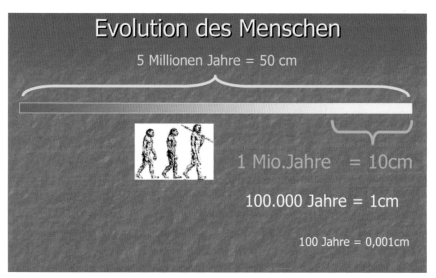

Abb. 8: Darstellung der offensichtlich chancenlosen, zu kurzen Anpassungsmöglichkeit an glutenreiche Kost.

8. Naturheilkundliche Vorgehensweise bei Verdacht auf Glutenintoleranz

Was führt die Menschen in eine naturheilkundliche Praxis? Die Wenigsten denken daran, dass ihre Erkrankung durch Ernährung ausgelöst sein könnte. Mehrheitlich sind es keine manifesten Krankheiten wie Multiple Sklerose, koronare Herzerkrankung oder Asthma, mit denen sich Patienten dem naturheilkundlichen Arzt vorstellen, obwohl auch hier komplementär durch diätetische und andere Maßnahmen geholfen werden kann. Sie äußern und beklagen **Befindlichkeitsstörungen** und **uneindeutige Krankheitsbilder**, bei denen die orthodoxe Medizin nach vielen Untersuchungen und Therapieversuchen aufgegeben hat. Folgende Patientenäußerung ist typisch: „Mir geht es nicht gut, ich habe Schmerzen (Kopf, Brust, Bauch, Rücken, Gelenke usw.), man findet nichts, alles ist untersucht, ich fühle mich erschöpft, bin depressiv."

Wenn wir den o.a. Beschwerden auf den Grund gehen wollen und mit der Schulmedizin nicht weiter kommen, betreten wir das Feld der *komplementären, integralen Medizin.*

Komplementär bedeutet *ergänzend*, nicht alternativ.

Denn alternativ steht für das Entweder - Oder, was die Zusammenarbeit mit der orthodoxen Medizin ausschließen würde. In dem hier vorgetragenen Verständnis bedeutet komplementäre Medizin, dass dort anzusetzen ist, wo die orthodoxe Medizin aufhört. Man wird also nicht, wie in der orthodoxen Medizin, erneut die gleichen Laboruntersuchungen machen usw., sondern schon die Anamnese parallel zu anderen Methoden erheben.

Integrale Medizin (integral=das Ganze betreffend) bedeutet verbindende Medizin, verbindend zwischen Schulmedizin und Naturheilkunde. Beide sind so gegensätzlich wie Yin und Yang ☯, bedingen sich aber ebenso. Beide haben ihre Stärken und Schwächen.

Doch zunächst sei ein Faktum in den Vordergrund gerückt, das der Volksmund mit der Weisheit bedenkt, jedes Ding habe zwei Seiten. In der chinesischen Monade (dem Piktogramm ☯) finden wir diese Weisheit symbolisiert. Interessant ist in diesem Zusammenhang die Etymologie des Wortes „Symbol". Es bedeutet *Zusammen-Geworfenes*, *Zusammen-Gefügtes* (gr. *Sýmbolon*: Wahrzeichen [zs. aus gr. *syn*: zusammen und *bállein*: werfen]). In dieser integrativen Perspektive gehören Naturheilkunde und orthodoxe Medizin ebenso zueinander wie Yin und Yang.

- Wir sollten Naturheilverfahren und Schulmedizin als gleichwertige Partner im Sinne einer integralen Medizin verstehen. Jedes zu seiner Zeit. Es ist festzuhalten:

- Die Monade ☽ zeigt uns wertfrei die Polarität, in der wir leben: Yin und Yang, Tag und Nacht, Mann und Frau, schwarz und weiß – beide stehen gleichberechtigt nebeneinander, wie links und rechts. Die linke und die rechte Körperhälfte des Menschen gehen ebenso fließend ineinander über wie Yin und Yang.

- Naturheilkunde und orthodoxe Medizin gehören zueinander wie Yin und Yang. Eine jede hat zu ihrer Zeit ihre Berechtigung. Doch bei der Polarität von Gesundheit und Krankheit oder Schulmedizin und Naturheilkunde beginnen wir, je nach individueller Prägung durch gesellschaftliche und religiöse Normen, zu werten bzw. abzustufen.

- Eines bedingt das andere. Was wäre es für uns, Mann zu sein, wenn wir nicht wüssten, was Frau ist?

- Was wäre in der Computertechnik Hardware ohne Software?

Die Schulmedizin oder orthodoxe Medizin grenzt sich deutlich von der komplementären Medizin ab, da für die Erstgenannte ihre Theorien verifizierbar, d.h. den Kriterien der Mess-, Zähl- und Wägbarkeit standhalten müssen. Nur auf dieser Grundlage behandelt der Schulmediziner. Im Sinne des Wortes „behandeln" muss etwas zwischen den Fingern tastbar, fühlbar und begreifbar sein. Es muss ein materiell behandelbarer Befund, z.B. in Form von Laborwerten, vorliegen. Diese materialistische Einstellung nimmt, um einen Vergleich mit der Computertechnik zu bemühen, nur die *Hardware* in Augenschein. Jedoch: Was wäre in der Computertechnik Hardware ohne *Software*? Um diese Metapher im Rahmen der naturheilkundlichen Medizin zu erläutern, sei hier präzisiert (s. Seite 187: Grundlagen der Komplementären Diagnostik):

Unter *Hardware* ist die *physiologisch-organische* Hardware, also die *materiale (körperliche)* Verfassung und die Leistung z.B. eines Organs zu verstehen.

Die Schilddrüse eignet sich hier beispielhaft besonders: Die Schulmedizin misst per Ultraschall die Größe und Konsistenz, misst mittels Labortechnik die Menge der Hormone zur Beurteilung der Stoffwechsellage.

Software ist die *physiologische Software*, d.h. der *energetische* Zustand z.B. eines Organs im Netzwerk des gesamten Organismus einschließlich seiner organischen, energetischen, emotionalen bzw. seelischen Verfassung gemeint.

So können die Laborwerte der Schilddrüse im Normbereich liegen, also einer euthyreoten Stoffwechsellage entsprechen, doch der Patient empfindet eine Überfunktion. Diese hyperthyreote Form in der physiologischen Software äußert sich, indem den Menschen die Gelassenheit im Alltag, ebenso wie die emotionale Distanz zu Problemen fehlt. Man könnte sagen, sie haben kein emotionales Schild, das sie unsichtbar vor sich hertragen. Daraus folgend reagieren sie psychosomatisch, nehmen sich vieles zu sehr zu Herzen oder reagieren sauer über den Magen. Es entstehen Schlafstörungen und Ängste, sie fühlen sich schnell überfordert und rasten aus.

Dementsprechend besteht der Mensch nicht nur aus *materialen* Befunden, dem Körperlichen, sondern ist oftmals „nur" in seiner *Befindlichkeit* gestört: „Mir geht es nicht gut, mir ist schlecht, ich bin erschöpft, ich habe Kopfschmerzen usw." sind Aussagen, in denen sich die Störung der Befindlichkeit widerspiegelt, obwohl alle Untersuchungen der Schulmedizin ergebnislos verliefen. Befindlichkeit schließt das *subjektive Erleben und Selbstbild des Patienten mit ein.* Hinter all diesen Aussagen verbirgt sich die physiologische *Software des Menschen.*

Die komplementäre Medizin orientiert sich also nicht nur an Befunden und Werten, sondern ebenso an der individuellen Krankheitserscheinung, dem Menschen in seiner Ganzheit mit seinem persönlichen Erleben der Erkrankung.

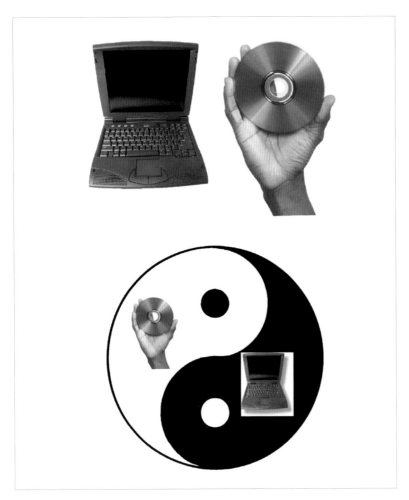

Abb. 9: Vergleich von technischer Hardware und Software mit der physiologischen Hardware und Software des Menschen.

Die Vorstellung, was Software beim Menschen bedeutet, ist vielen heute noch so fremd, dass ich diese neuen Gedanken genauer erklären möchte.

Wir müssen uns bewusst machen, dass eine CD nur ein technischer Datenträger ist. Wir können mit einem Laser Informationen auf diesem Datenträger einbrennen, ohne dass sich die Form, das Gewicht oder das Material ändert. Wir können bei genauem Hinsehen erkennen, dass auf der CD „Informationen" eingebrannt sind, können diese aber nur mit Hilfe des Computers lesen.

Die CD nützt uns ohne Computer nichts und den Computer müssen wir erst mit den auf CD gespeicherten Informationen „füttern", ehe wir sie auf seinem Bildschirm lesen können.

Der menschliche Körper bietet unendlich mehr Speicherraum als jede CD und jeder Computer für Informationen. Dabei wird eigentlich nur das Gehirn als „Datenspeicher" akzeptiert. Wie kommen wir hier an Daten heran? Nehmen wir doch einmal das Fahrradfahren, das wir mehrheitlich um das 5. Lebensjahr erlernen. Wir brauchen hier die gesunde Einheit von Geist, Seele und Körper, dann können wir Menschen befragen und sie werden uns das Jahrzehnte zurückliegende Ereignis so schildern, als sei es gestern gewesen. Das Abfragen von solch alten Informationen ist so einfach, dass wir uns nie Gedanken darüber machen, wo die Informationen im Einzelnen lokal gespeichert sind.

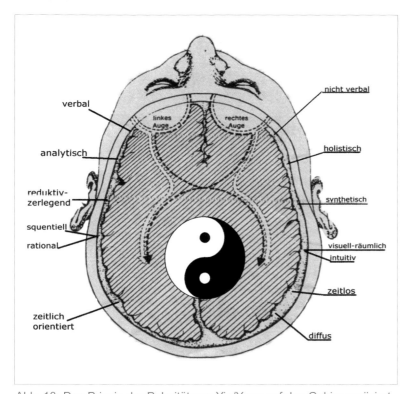

Abb. 10: Das Prinzip der Polarität von Yin/Yang auf das Gehirn projiziert.

Bei uns Menschen ist jede Zelle ein Softwarespeicher. Jede Zelle hat ihre besonderen Aufgaben. Viele Zellen mit ähnlichen Aufgaben bilden im Gehirn Areale mit besonderen Aufgaben. So hat die linke Gehirnhälfte andere Aufgaben als die Rechte, aber alles wirkt im Sinne des Ganzen zusammen. Die linke Gehirnhälfte repräsentiert alles, was dem männlichen Prinzip zugeordnet ist, während die rechte Gehirnhälfte die weibliche Seite in uns vertritt und steuert. Durch lebenslängliche Prägung (Software aus: Kindergarten, Schule, Universität, Beruf, soziales Umfeld, Religionszugehörigkeit usw.) reagieren wir in bestimmter Weise. Die Übergänge zur Hardware sind fließend. So sehen wir bei Vitaminmangel: Vergesslichkeit, Erschöpfung, „blanke Nerven", Schlafstörungen usw.

Wenn man sich über 20 Jahre täglich über verschiedene Diagnosemöglichkeiten (EAV, Bioresonanztherapie, CEIA, Akupunktur, Kinesiologie usw.) mit der Software des Menschen auseinandersetzt und über die Grenzen der Schulmedizin hinaus noch Erfolge hat, wird man täglich motiviert, weiter an den Geheimnissen der vernachlässigten Software des Menschen zu forschen.

8.1 Integrale Medizin

Was bedeutet „integral"?
Das Ganze ausmachend.

Wenn wir von einem integralen Ansatz sprechen, so meinen wir damit einen verbindenden Ansatz, einen Ansatz, der zusammenführt, was vorher getrennt war. Ein solcher Ansatz ist interdisziplinär, religions- und kulturübergreifend, entsprechend der kosmischen Ordnung. Er betrachtet alle Details stets im Zusammenhang mit dem Ganzen (siehe Anhang ab Seite 187). Der integrale Ansatz verbindet Religion und Wissenschaft, jene beiden Bereiche, die im Christentum voneinander getrennt wurden. Religion allerdings nicht im dogmatischen, institutionalisierten Sinne, sondern in seiner ursprünglichen Bedeutung als religio – der religiösen, auch der mystischen Erfahrung.

Kenn Wilber drückt es folgendermaßen aus: „Ein integraler Ansatz umfasst die gesamte Verschachtelung des Seins."

Heute leben wir in einem Zeitabschnitt in der Geschichte der Menschheit, in dem uns erstmals das Wissen und die Einsichten aller Kulturen dieser Welt in vollem Umfang zur Verfügung stehen.

Wenn es uns gelänge, uns aus unserer materialistischen Weltanschauung nur ein Stück weit zu befreien, um nur die Prinzipien der Akupunkturlehre als Basis zum Verständnis der physiologischen Software anzuerkennen, dann wäre der Weg für eine integrale, Naturheilkunde und Schulmedizin umfassende Medizin gegeben. Die heute noch unüberbrückbaren Gegensätze könnten sich – jeder zu seiner Zeit, aber auch gleichzeitig – im Sinne des Patienten hervorragend ergänzen.

8.1.1 Unterschiede zwischen orthodoxer Medizin und komplementärer Medizin

Orthodoxe Medizin (Schulmedizin)

Oberster Grundsatz: Der Befund ist der Ausgangspunkt der medizinischen Maßnahmen.

Es muss alles messbar, zählbar und wägbar, also materiell begreifbar sein, nur dann kann eine Behandlung stattfinden.

Diagnosesysteme:
• Laboruntersuchungen
• Ultraschalluntersuchungen
• Computertomografie u.ä.
• Röntgenuntersuchungen
• Coloskopie
• Gastroskopie
• Bronchoskopie
• Histologie
  (feingewebliche Untersuchung)
• Ekg
• EEG

Die **Therapien** der Schulmedizin folgen den standardisierten Vorgaben der evident based medicine:

Allergie	- Cortison
Hypertonie	- Antihypertonika
Diabetes	- Antidiabetika
Infekt	- Antibiotika
Krebs	- Chirurgie, Chemotherapie, Radiologie

Komplementäre Medizin (Naturheilkunde)

Oberster Grundsatz: Die Befindlichkeit des Patienten steht im Vordergrund.

Diagnose: beruht auf der physiologischen Software des Menschen, Grundlage dazu sind die Akupunkturlehre und die Erkenntnisse der Homöopathie.

Diagnosesysteme:
• Kirlianfotografie
• Kinesiologische Testung
• Diagnostische Akupunktur
• Dunkelfeldmikroskopie
• Spezielle Laboruntersuchungen

Die **Therapien** setzen komplementär an der physiologischen Software des Menschen an, ohne die physiologische Hardware zu vernachlässigen:

• Das Medikament Nr.1 ist die Nahrung
• Akupunktur
• Homöopathie
• Phytotherapie
• Neuraltherapie
• Eigenbluttherapie
• Ausleitende Verfahren
• Andere Verfahren

Abb. 11: Vergleich zwischen orthodoxer Medizin und integraler Medizin.

Allein schon die naturheilkundliche Anamnese führt in der Praxis meistens durch Beachtung der physiologischen Software zu den komplementären Diagnosesystemen.

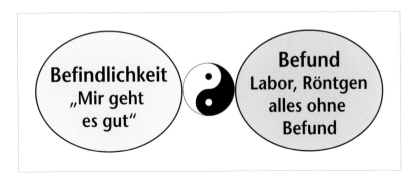

Abb. 12: Befindlichkeit und Befund.

Zu der Anamnese gehört neben der erfragten Befindlichkeit der Befund. Sie gehören zusammen wie Yin und Yang und müssen gleichberechtigt gewürdigt werden. Der Schulmediziner ist allerdings, wenn er keinen besonderen Befund erheben kann, schnell mit Worten bei der Hand, wie: „Ist alles psychisch, damit müssen wir leben, das ist alles Verschleiß, das kommt vom Alter, da kann man nichts machen usw."

Die Erfahrung lehrt, dass die Glutenintoleranz im Laufe des Lebens zu sehr unterschiedlichen Krankheitsbildern führt. Z.B. stellen sich im Kleinkindalter eine Kuhmilchunverträglichkeit und Nasennebenhöhlenpolypen ein, die u.U. chirurgisch entfernt werden. Dann taucht eine chronische Gastritis zwischen dem 16. und 20. Lebensjahr auf, gefolgt von jahrelanger Migräne usw. Jedes Mal war ein anderer Facharzt gefordert und keiner erkannte den gemeinsamen Ursprung der Erkrankungen in einer Glutenintoleranz.

Da die Glutenintoleranz familiär gehäuft vorkommt, ist die Familienanamnese wichtig. So kann der Hinweis, dass in der Familienlinie der Mutter mehrfach Migräne, Arthrose oder Allergien vorkommen und die Patientin unter unklaren Unterleibbeschwerden leidet, schon ein weiteres Indiz für die Glutenunverträglichkeit sein, da es verschiedene Formen der Migräne gibt, z.B. die Urogenitalmigräne, bei der nicht der Kopf, sondern der Unterleib im Sinne der chinesischen Medizin behandelt werden muss. Dies klingt zuerst einmal widersprüchlich, doch die Erfahrung lehrt die Richtigkeit der Zusammenhänge über die Therapieerfolge. Hinter jedem Krankheitsbild kann grundsätzlich eine Glutenintoleranz stecken, deshalb gehört bei mir komplementär zu einer Anamneseerhebung die Analyse der Kirlianfotografie (s. Anhang Seite 194), die uns ein „Fenster" zur physiologischen Software des Menschen eröffnet, sowie die anschließende kinesiologische Testung von Nahrungsmitteln und Medikamenten. Erst wenn der anamnestische Verdacht auf Glutenintoleranz durch Kirlianfoto und/oder durch kinesiologische Testung (physiologische Software) gesichert ist, ist auch die Indikation für Laboruntersuchungen gegeben. Über Dünndarmbiopsien wurde nur in seltenen Fällen mit den Patienten diskutiert.

8.1.2 Kirlianfotografie –
ein Fenster zur physiologischen Software

Die Kirlianfotografie (siehe Anhang Seite 194: Grundlagen der naturheilkundlichen Diagnostik) gibt oftmals schon in der Blickdiagnose den entscheidenden Hinweis auf eine Glutenintoleranz.

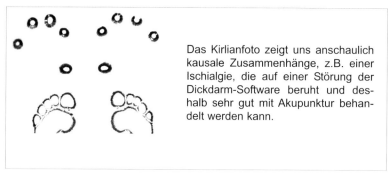

Das Kirlianfoto zeigt uns anschaulich kausale Zusammenhänge, z.B. einer Ischialgie, die auf einer Störung der Dickdarm-Software beruht und deshalb sehr gut mit Akupunktur behandelt werden kann.

Abb. 13: Beispiel einer Kirlianfotografie.

8.1.3 Kinesiologische Medikamenten-
und Lebensmitteltestung

Der nächste diagnostische Schritt ist der *kinesiologische Test* auf Nahrungsmittelunverträglichkeiten.

Bei dem kinesiologischen Test (siehe Anhang, Seite 200) untersuchen wir die Wirkung der „Software" unterschiedlicher Nahrungsmittel auf die „physiologische Software" des Menschen. Alle 681 Patienten, deren Laborwerte untersucht wurden, wurden zuerst kinesiologisch getestet. Bei fast allen zeigte sich eine negative Wirkung von Getreide (Weizen, Roggen, Gerste und Dinkel), Gluten und Kuhmilch durch Schwä-

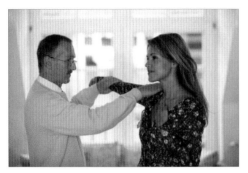

Abb. 14: Kinesiologische Untersuchung

chung der muskulären Kraft der Patienten als Ausdruck eines Auslösers für wesentliche Erkrankungen. Kinesiologisch testen wir die qualitative Wirkung der Nahrungsmittel. Schwierig ist es, etwas über die Quantität der Unverträglichkeit auszusagen.

Erst darauf folgend wurden Laboruntersuchungen angeordnet, die die im Rahmen der Software gefundenen Störungen in hohem Prozentsatz auch für die Hardware bestätigten. Obwohl wir bei über 78% der Probanden labortechnisch den Nachweis der Getreideunverträglichkeit führen konnten, sind es weit mehr Menschen, die auf Getreidebestandteile negativ reagieren. Ich habe allen, die ich kinesiologisch testete und bei denen sich eine Unverträglichkeit zeigte, geraten, auf glutenhaltige und kuhmilchhaltige Nahrungsmittel mindestens drei Wochen, eher drei Monate zu verzichten. Danach könnte mit einer Rotationsdiät begonnen werden. Dabei lässt sich leider nicht in allen Fällen eine individuelle, quantitative Grenze erkennen.

Beispiel einer Patientin: Ein weißes Brötchen pro Woche wurde gut vertragen. Ein weiteres Brötchen ließ die rheumatischen Beschwerden für Tage wieder aufflammen.

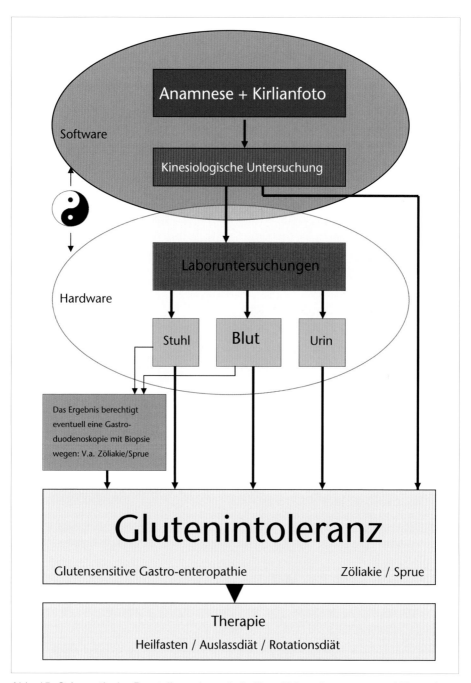

Abb. 15: Schematische Darstellung der naturheilkundlichen Anamnese und Therapie
bei Glutenintoleranz.

9. Glutenintoleranz: Ergebnisse einer Studie mit 681 Patienten

9.1 Laboruntersuchungen bezüglich Getreide-, Gluten- und Kuhmilchintoleranz sowie Zöliakie

Die Untersuchung der Zöliakie wird im Kapitel 7.2 abgehandelt, da sie nur einen kleinen Teil der Patienten betrifft. Getreideintoleranz und Glutenunverträglichkeit sind gleichwertig zu betrachten, da sie die gleiche Auslassdiät bedingen.

Labortechnisch werden in unserer naturheilkundlichen Praxis folgende Parameter gemessen:

A

Serum: Gliadin IgA-AK
Gliadin IgG-AK
Transglutaminase IgG-AK
Aussage: Sind die Faktoren teilweise oder alle positiv, so besteht labortechnisch der Verdacht auf eine Form der Zöliakie.

B

EDTA-Blut: HLA-DQ
HLA-DR4
Aussage: Ist eines oder sind beide Gene positiv, so besteht grundsätzlich ein 50-fach höheres Risiko, durch Gluten zu erkranken. Sind gleichzeitig Faktoren aus A positiv, so ist eine Form der Zöliakie labortechnisch sicher.

C

Serum: Allergiescreen IgG4 bezüglich 65 wichtiger Nahrungsmittel
Aussage: Der Allergiescreen gibt Auskunft über die Verträglichkeit der wichtigsten Grundnahrungsmittel. In C wurden geson

C

dert betrachtet: Weizen, Roggen und zusammengefasst im Getreide-Pool 2: Triticale, Dinkel, Gerste und Hafer.

D

Serum: Kleiner Vitaminstatus
Vitamin B12
Folsäure
Vitamin B6
Bei schwerer Erkrankung ausführlicher Mikro-Nährstoffscreen aus Serum und heparinisiertem Vollblut (flammenspektro-metrisch)

Aussage: Bei einem ungewöhnlich hohen Anteil der Untersuchten findet sich ein Vitaminmangel, obwohl die Menschen versuchen, sich ausgewogen zu ernähren und auf die Vitaminzufuhr zu achten. Bei Vitaminmangel muss unbedingt substituiert werden.

E

Im Stuhl: werden nach Bedarf und Möglichkeit Gliadin-IgA-AK und IgG-AK sowie die Transglutaminase-IgA-Ak bestimmt.

Aussage: Wenn Antikörper nachweisbar sind, ist eine Form der Zöliakie sicher.

F

Serum: Milch und Casein wurden gesondert im Allergiescreen IgG4 betrachtet

9.2 Ergebnisse und Erfahrungen von 681 labortechnisch bezüglich der Gluten- und Kuhmilchintoleranz untersuchten Patienten

Tabelle 3: Alle untersuchten Parameter bei 681 Personen.

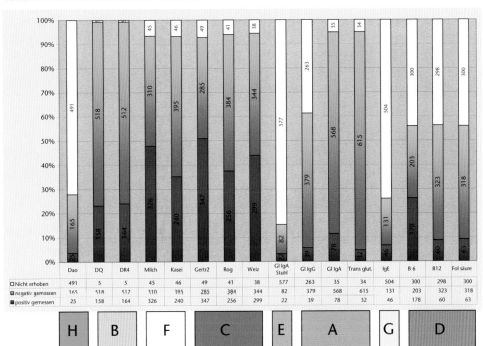

	Dao	DQ	DR4	Milch	Kasei	Gertr2	Rog	Weiz	Gl IgA Stuhl	Gl IgG	Gl IgA	Trans glut.	IgE	B 6	B12	Fol säure
□ Nicht erhoben	491	5	5	45	46	49	41	38	577	263	35	34	504	300	298	300
▨ negativ gemessen	165	518	512	310	395	285	384	344	82	379	568	615	131	203	323	318
■ positiv gemessen	25	158	164	326	240	347	256	299	22	39	78	32	46	178	60	63

H   B   F   C   E   A   G   D

Die Anamnese wurde immer durch eine Kirlianfotografie begleitet (siehe Abb. 15, Seite 78: Schema Untersuchungsablauf). Danach wurden alle Patienten kinesiologisch untersucht. Bei fast allen 681 ergab sich auf Grund der kinesiologischen Untersuchung (bezüglich der physiologischen Software des Menschen) eine relative, qualitative Unverträglichkeit von Gluten und Getreide (Weizen, Roggen, Gerste, Dinkel und Hafer) sowie Kuhmilchprodukten. Bezüglich Kuhmilch wurde exemplarisch Buttermilch getestet, da Buttermilch als gesäuertes Produkt zwischen Rohmilch, Käse und Casein steht, kaum noch Laktose enthält, aber alle anderen Milcheiweiße repräsentiert.

Die unter **A** genannten Laboruntersuchungen, die besonders für die Zöliakie sprechen, waren vergleichsweise und erwartungsgemäß selten positiv, aber immer im Zusammenhang mit positiven Werten bei **B** und/oder **C** anzutreffen, so dass die Ergebnisse von **B** und **C** für die Diagnosefindung „Glutenintoleranz" als wichtiger gewertet wurden. Zöliakie ist eine Glutenintoleranz der höchsten Stufe.

Das Gliadin-Ak (polyvalent) bzw. Transglutaminase-Ak (polyvalent) im Stuhl lag mit 21,1% bei 104 untersuchten Personen deutlich über den Serumwerten der Gliadin-Ak.

Gliadin-IgA-Ak: 12,1% von 646 Personen
Transglutaminase-(Endomysium)-IgA-Ak: 4,9% von 647 Personen
Gliadin-IgA-AK: 9,3% von 418 Personen

Die Bedeutung der Gliadin-Ak im Stuhlgang wurde teils unterschätzt und scheiterte teils an organisatorischen Problemen. Dies gilt ebenso für das sekretorische IgA im Stuhl, dessen Bedeutung erst in den letzten Monaten klar wurde. Die Untersuchung gemäß Punkt E erfolgte eher selten, so dass auch hier keine statistische Auswertung vorgenommen wurde. Auffallend war jedoch, dass bei einem hohen Prozentsatz (vermutlich ca. 50% der Personen, die im Serum keine Antikörper gegen Gliadin zeigten) positive Werte im Stuhl anzutreffen waren. In der Literatur fanden sich Anmerkungen (ungeprüft), dass sich der Ort der Antikörperproduktion im Laufe langjähriger Erkrankung verlagern könne. Das wiederum würde die Bedeutung der alleinigen Antikörperbildung bezüglich Gliadin im Serum in Frage stellen.

Es ist letztendlich gleichgültig, ob jemand im Blut die Gen-Marker HLA-DQ, HLA-DR4 hat, eine allergische Reaktion aufweist, beides hat oder sogar noch Antikörper gegen Gliadin und/oder Transglutaminase bildet. Alle Gruppen müssen auf Getreide (Weizen, Roggen, Gerste, Dinkel und Hafer) verzichten. Die Krankheitsbilder lassen sich nicht in glutenabhängige oder durch Vollkorn verursachte unterscheiden. Die notwendige Auslassdiät ist ebenso für alle die gleiche.

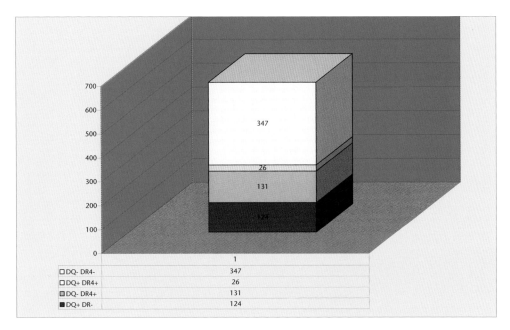

Abb. 16: Darstellung der genetischen Glutenunverträglichkeit (HLA-DQ und HLA-DR4).

Bei den Laboruntersuchungen B wiesen 44,7% der Patienten ein positives HLA-DQ, HLA-DR4 oder beide positiv auf. Alle zeigten zwar sehr unterschiedliche Erkrankungen, die aber alle mit der HLA verbundenen Prädisposition, an Gluten mengenabhängig zu erkranken, vereinbar waren.

Andere Untersuchungen haben gezeigt, dass 93% der Patienten, die HLA-DQ positiv waren, eine Zöliakie ausbildeten (s. Anhang VI Seite 171: genetische Prädisposition). Auf Dünndarmbiopsien habe ich durchweg verzichtet, so dass dieser Zusammenhang in der Studie nicht nachvollziehbar ist.

Im Zuge der Untersuchungen zu B fielen familiäre Häufungen in der betroffenen verwandtschaftlichen Linie auf, so dass bei gezielter Suche weitere erkrankte Personen entdeckt wurden, die nichts von ihren Unverträglichkeiten wussten, sich teilweise sogar gesund fühlten oder keinen Zusammenhang mit ihren Erkrankungen ahnten.

In einer parallel laufenden Studie mit dem Labor Ganzimmun konnte nachgewiesen werden, dass die genetische Disposition sich völlig identisch in Blutuntersuchungen oder an Abstrichen der Mundschleimhaut nachweisen lässt, so dass bei Neugeborenen frühzeitig Vorsorge getroffen werden kann.

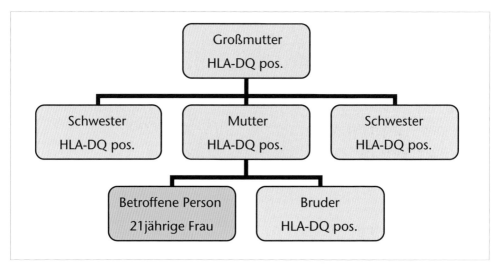

Abb. 17: Darstellung der intrafamiliären Verteilung der Prädisposition
(Fachliche Details zur Prädisposition bezüglich HLA-DQ und HLA-DR siehe Anhang).

Bei den Laboruntersuchungen **C** wiesen 54,5% der untersuchten Patienten positive Reaktionen der im Getreidepool 2 zusammengefassten Kornarten, Gerste, Dinkel, Hafer und Triticale, auf. (Triticale ist eine Neuzüchtung aus einer Kreuzung von Weizen und Roggen.) Auch bei dieser Gruppe von Patienten zeigte sich jeweils auf die Auslassdiät eine Besserung der Beschwerden. Bei Weizen alleine reagierten nur 47,3% der untersuchten Patienten. Der hohe Peak im Getreidepool 2 ist damit zu erklären, dass Triticale Weizen und Roggen gleichermaßen neben Dinkel, Gerste und Hafer vertritt.

Ein Teil der Patienten wiesen bei **B** (Genetik) und **C** (Intoleranz) gemeinsam positive Werte auf. Zusammengefasst ergab sich durch Überschneidungen von **B** mit **C** bei 78,1% der Patienten (das sind 494 von insgesamt 681) bei der labortechnischen Abklärung die erwartete Gluten- bzw. die Getreideintoleranz.

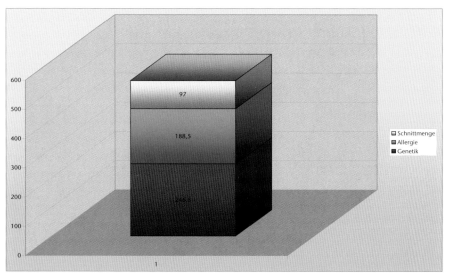

Abb. 18: Darstellung der Personen, bei denen eine genetische Glutenintoleranz besteht, sowie der Personen, bei denen eine Getreideintoleranz nachgewiesen wurde, und der Personen, die beides bieten.

Allein die Summe derer, die in B positive Reaktionen zeigten und auf Nahrungsmittel in dem Getreidepool 2 reagierten, betrug 72%.

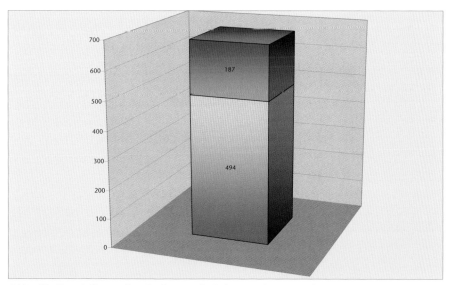

Abb. 19: Darstellung aller Patienten, bei denen eine genetisch verankerte Glutenintoleranz und/oder eine Intoleranz gegen Getreidepool 2 (Triticale, Dinkel, Gerste und Hafer) besteht.

Bezüglich der Milch konnte bei 52,1% der Untersuchten labortechnisch (Untersuchung der organisch-physiologischen Hardware des Menschen) der Nachweis der Unverträglichkeit im Allergiescreen IgG4 geführt werden (s. Seite 176: Anmerkungen zur Bedeutung von IgG4).

Hier gilt, dass selbstverständlich alle, die auf Kuhmilch reagieren, diese meiden müssen. Da aber Casein ein Bestandteil von Milcheiweiß ist und völlig identisch in Kuh-, Schafs- und Ziegenmilchprodukten vorkommt, sind bei Caseinunverträglichkeit alle drei Milcharten zu meiden.

Im Rahmen einer Rotationsdiät (nicht täglich) sind Schafs- und Ziegenkäse jedoch besser verträglich als Kuhmilchprodukte.

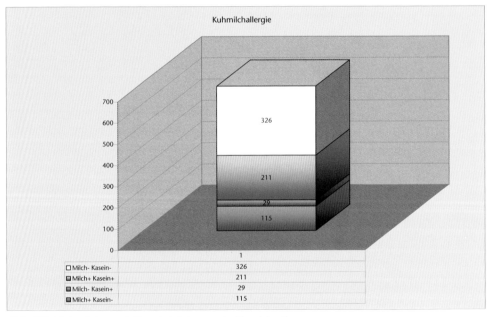

Abb. 20: Kuhmilch- und Caseinintoleranz in Kombination.

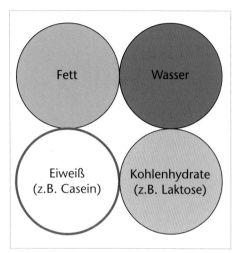

Da bei einem hohen Prozentsatz der Patienten, die unter einer Glutenintoleranz leiden, sich auch eine passagere Laktoseintoleranz entwickelt, ist in jedem Fall eine kuhmilchfreie Kost zu empfehlen, besonders, da sich überwiegend kinesiologisch eine Schwächung durch Kuhmilch zeigt.

Laktoseintoleranz ist ein Enzymmangel, der durch Enzymgabe meistens symptomatisch behandelt werden kann.

Abb. 21: Milch setzt sich aus vier Hauptbestandteilen zusammen.

Laktosefreie Milch nützt aber in den meisten Fällen nichts, da die Eiweiße in der Milch das größere Problem darstellen, das nur durch eine Auslassdiät gelöst werden kann. Auch hier gilt erst einmal eine Karenzzeit von mindestens drei Wochen, besser drei Monaten, um dann im Rahmen einer Rotationsdiät die noch bekömmliche Menge festzustellen, sofern man diese überhaupt spürt. Wenn die Frage nach Calciummangel durch Milchentzug aufkommt, so ist diesem leicht durch entsprechende Mineralpräparate, die gesünder sind, entgegenzuwirken. Am besten wäre ein Teelöffel Luvos ultra Heilerde täglich oder die gleiche Menge in Form von Kapseln (s. Anhang XVI Seite 181: Laktoseintoleranz ist keine Allergie).

Ein potentieller Vitaminmangel (Punkt **D**) wurde nur an den drei Hauptvitaminen B12, B6 und Folsäure untersucht. Im Verlauf der ersten Jahre fanden sich zufällig immer wieder deutlich unter der Norm liegende Vitaminwerte, so dass die drei Vitamine dann in die Routineuntersuchung mit einbezogen wurden. Es zeigten sich immer wieder erschreckend niedrige Werte, obwohl sich die untersuchten Menschen mehrheitlich vollwertig zu ernähren versuchten. Es sind wesentlich mehr Menschen, die unter Vitaminmangel leiden, da die Statistik nur auf Werten beruht, die unter den festgelegten Normen lagen. Bei vielen, die sehr nahe der Untergrenze, aber noch im Normbereich lagen, wurde schon substituiert und eine Besserung des Befindens erreicht, was ebenfalls für Mangel spricht und Ausgleich erfordert.

9.3 Vitaminmangel trotz gesunder Ernährung

In einem Internetartikel (www.infoline.at/ernaehrung/vitamine.htm) wurde folgendermaßen dazu Stellung genommen:

„Es wird in der Fachpresse immer wieder behauptet, in den Industriestaaten würde Vitaminmangel nur selten zu relevanten klinischen Symptomen führen, obwohl der Vitaminspiegel all zu häufig nicht im optimalen Bereich liegt.

Man sieht zwar, dass besonders ältere Menschen oftmals zu wenig Vitamin B12, oder Vitamin D zu sich nehmen und regelmäßiger Alkoholgenuss die Aufnahme von Folsäure, B12, B6 und Thiamin reduziert."

Eine im Juni 2002 veröffentlichte große Metaanalyse untersuchte alle wissenschaftlichen, englischsprachigen Veröffentlichungen zu Vitaminwirkung und Effekten der regelmäßigen Einnahme von Vitaminpräparaten aus den Jahren 1966-2002 (Jama, Vol 287, No. 23. June 19, 2002). Stärkste wissenschaftliche Belege für den Nutzen einer Substitution bescheinigten die Autoren dem Vitamin D und der Folsäure.

Vitamin D wurde in meiner Studie noch nicht berücksichtigt, da es erst seit circa einem Jahr besonders diskutiert wird.

9.3.1 Folsäure

Folsäure ist essentieller Bestandteil der Purin- und Pyrimidinsynthese, bei der Bildung von Erythrozyten und Methionin, und hat großen Einfluss auf die Reduktion von Homocystein. Vermehrtes Homocystein stellt einen eigenständigen Risikofaktor für cardio-vasculäre-Erkrankungen dar und zählt zu den Hauptrisikofaktoren für koronare Herzerkrankungen.

Homocystein inaktiviert oxidativ NO (Stickstoffmonoxyd), führt zu einer erhöhten Freisetzung von ADMA und begünstigt den allgemeinen oxidativen Stress.

ADMA (Asymmetrisches Dimethylarginin) kann recht einfach im Serum bestimmt werden. Ein erhöhter ADMA-Wert korreliert mit einer endothelialen Dysfunktion, die zu

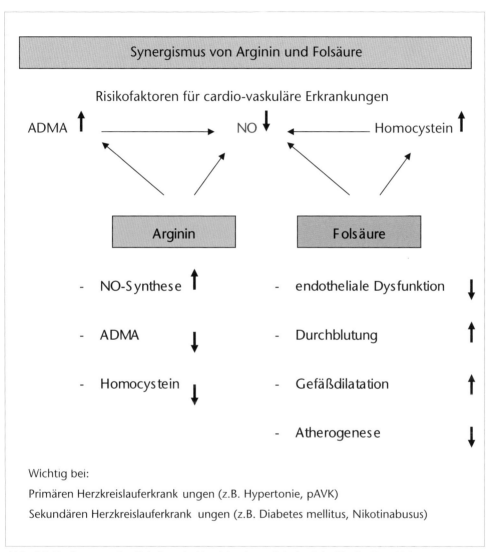

Abb. 22: Bedeutung der Folsäure in Kombination mit L-Arginin für die Durchblutung.

Hypertonie, Herzinsuffizienz, Arteriosklerose, erektiler Dysfunktion u.ä. führen kann. Deshalb wird ADMA als neuer, eigenständiger Parameter zur Früherkennung solcher Krankheiten eingesetzt. Die therapeutische Konsequenz liegt in der Einnahme von L-Arginin und der Kombination von Folsäure, Vitamin B6 und Vitamin B12.

In Studien reduzierte Folsäuresubstitution die Homocysteinkonzentration um 25%. Die zusätzliche Verabreichung von Vitamin B12 senkte den Spiegel um weitere 7%. Man darf die Gabe von Vitaminen nicht isoliert sehen, da Synergismen bestehen: Bei erhöhtem Homocystein wird beispielsweise auf die Dreieinheit von B12, B6 und Folsäure gesetzt.

Es besteht ein weiterer wichtiger Synergismus zwischen Arginin und Folsäure, der zu einer Gefäßerweiterung, verbesserten Durchblutung und damit dem Fortschreiten der Arteriosklerose und zu einer Hemmung anderer altersspezifischer Probleme führt.

9.3.2 Vitamin B6

Vitamin B6 ist ein essentieller Wirkstoff. Zu den natürlich vorkommenden Formen gehören Pyridoxal, Pyridoxol, Pyridoxamin, Pyridoxalphosphat und Pyridoxaminphosphat, die alle unter der Bezeichnung Vitamin B6 zusammengefasst werden. Pyridoxal und Pyridoxamin sind im Pflanzenreich und Tierreich weit verbreitet. Der Körperbestand des Menschen an Vitamin B6 beträgt zwischen 40 und 150mg. Der Bedarf hängt vom Eiweißumsatz ab und steigt mit der Eiweißzufuhr. Vitamin B6 wird im oberen Magen-Darmtrakt schnell resorbiert.

Vitamin B6 kommt vor allem in Gemüse und Obst vor (Sojabohnen, Feldsalat, Spinat, Kohl, Karotten, Kartoffeln usw.). Es greift in den Homocysteinstoffwechsel ein, ist an der Bildung physiologisch aktiver Amine und an verschiedenen Spaltungen und Synthesen der Aminosäuren beteiligt. Es greift an verschiedenen Stellen in den Tryptophanstoffwechsel ein. Ein protektiver Effekt von Vitamin B6 auf kolorektale Neoplasien (Enddarmkrebs) ist wahrscheinlich. Vitamin B6- und Zinkmangel verursachen die Kryptopyrrolurie (s. Seite 180).

Folgende Krankheitsbilder können auf einen Vitamin B6-Mangel zurückzuführen sein: hypochrome Anämie (herabgesetzter Blutstoffgehalt der roten Blutkörperchen), Krämpfe bei Neugeborenen und Säuglingen, Neuropathien (Nervenleiden), zerebrale (Hirn-)Krämpfe und Erkrankungen, Schlafstörungen sowie Steinbildungen im Bereich der ableitenden Harnwege.

Die orale Anwendung beträgt 1,5-25mg täglich. Die parenterale Anwendung kann bis 300mg/Tag umfassen. Nur bei längerer täglicher Einnahme von 1g Vitamin B6 können neurotoxische Nebenwirkungen auftreten. Der tägliche Bedarf liegt bei 1,5-2,1mg täglich. Die Reserven im Menschen reichen 2-6 Wochen.

9.3.3 Vitamin B12

Vitamin B12 ist dem roten Blutfarbstoff, dem Hämoglobin, sehr ähnlich. Es ist rötlich-gelb und hat als Zentralatom statt dem Eisen Kobalt.

Mit Vitamin B12 (=Cobolamin) werden eine ganze Reihe verschiedener chemischer Formen bezeichnet, wobei aber nur zwei Derivate als aktive Form im Körper Verwendung finden.

Vitamin B12 wird ausschließlich von Mikroorganismen, wie Bakterien, Pilzen, oder Algen gebildet. Höhere Pflanzen, Tiere und Menschen sind dazu nicht in der Lage.

Es gibt im Wesentlichen vier Möglichkeiten, die B12-Versorgung zu unterscheiden:

a) Die Darmflora des Menschen, die ihm bei der Verdauung von Pflanzenanteilen behilflich ist, produziert Vitamin B12. Viele Pflanzenfresser tragen ihre eigene Cobolaminfabrik mit sich herum. Das entspricht einer Symbiose zwischen Mensch und Bakterium

b) Vitamin B12 wird mit der Nahrung aufgenommen, durch Mikroorganismen die sich auf ungewaschenem Obst und Gemüse oder in trübem Wasser befinden.

c) Vitamin B12 wird durch den Genuss vom Fleisch der Tiere aufgenommen, die Vitamin B12 in sich gespeichert haben.

d) Der letzte Punkt ist die Aufnahme von Vitamin B12 durch Nahrungsmittelergänzung.

Vitamin B12 kann nur über den Darm aufgenommen werden, wenn es im Magen an den Intrinsicfaktor, ein Eiweiß, das im Magen produziert wird, gebunden wird. Nicht selten fehlt dieser Intrinsicfaktor durch Magenerkrankungen, Medikamente oder vermutlich auch durch „allergische Neutralisation". Dann muss Vitamin B12 mit Regelmäßigkeit gespritzt und der Gehalt im Blut überwacht werden.

Mangelerscheinungen: Die Menschen fühlen sich energielos, schlapp, antriebsarm, schwindelig, sehen blass aus. Im Blutbild zeigen sich vergrößerte rote Blutkörperchen. Es können vermehrt neurologische Phänomene wie Prickeln oder „Ameisenlaufen" vorkommen. In schlimmsten Fällen können irreversible Nervenschäden auftreten.

Studien haben gezeigt, dass Veganer nicht häufiger unter Vitamin B12-Mangel leiden als Personen, die regelmäßig Fleisch essen. Mehrheitlich ist der Mangelzustand ein Resorptionsproblem.

Tabelle 3: Darstellung aller positiv und negativ gemessenen Werte.

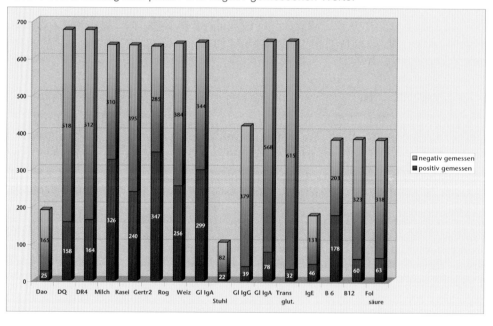

Im erweiterten Mikronährstoffscreen wurde häufig ein Zinkmangel festgestellt. Eine statistische Wertung erfolgte nicht.

Bezüglich des Vitaminmangels wurden folgende Werte festgestellt:

B6:   Mangel bei 46,9%
             der labortechnisch untersuchten Personen

B12:   Mangel bei 15,7%
             der labortechnisch untersuchten Personen

Folsäure: Mangel bei 16,5%
             der labortechnisch untersuchten Personen

An dieser Stelle ergeben sich Fragen hinsichtlich möglicher Querverbindungen zur **Kryptopyrrolurie** (vgl. Anhang Seite 180: Kryptopyrrolurie). Es ist bekannt, dass zur Ausscheidung von Pyrrol Vitamin B6 und Zink notwendig sind. Fehlen diese, dann steigt der Pyrrolspiegel. Auf ein Überangebot reagieren viele Patienten mit psychischen Störungen, z.B. psychischen Auffälligkeiten, Angstzuständen, Störungen des Kurzzeitgedächtnisses, ADS (Aufmerksamkeitsdefizit-Syndrom), neurologischen Auffälligkeiten, Schizophrenie usw.

Es musste bei über 3500 meiner Praxispatienten aus Kostengründen auf Laboruntersuchungen verzichtet werden. Allein auf Grund der Anamnese, der Kirlianfotografie und der kinesiologischen Untersuchung, deren Berechtigung sich durch die vorliegenden Ergebnisse bestätigt hat, habe ich in diesen Fällen empfohlen, zumindest über einen längeren Zeitraum (mindestens drei Wochen, besser drei Monate) glutenfrei und damit auch getreidefrei zu essen. Die Erfolge rechtfertigten diese therapeutische Maßnahme.

9.4   Die Transglutaminase (TG)

Die TG ist, vereinfacht betrachtet, ein aufbauendes Enzym, das Proteine vernetzt. Die Transglutaminase (TG) hat wahrscheinlich die Aufgabe, geschädigtes oder entzündetes Gewebe zu reparieren. Da Gluten ein hohes Maß der Aminosäure Glutamin hat, wirkt es besonders auf die Transglutaminase. Gliadin, ein pflanzliches Eiweiß, wird durch die Transglutaminase in die Darmschleimhaut eingebaut. Der Körper des Menschen betrachtet nun das ganze Gewebe als Fremdkörper und bildet Antikörper dagegen. Als Marker werden mit 98% Sicherheit heute die Antikörper IgA und IgG gegen die TG angesehen. Die Transglutaminase (TG) des Darmgewebes, die die Glutaminreste des Gliadins im Bindegewebe der Darmschleimhäute „verankert", ist einer der Hauptangriffspunkte der Autoimmunreaktion bei der Zöliakie.

In diesem Zusammenhang muss auch über die in Punkt **A** und **E** untersuchten Transglutaminase-Antikörper nachgedacht werden. Im Serum konnte der Nachweis ebenso selten erbracht werden wie beim Gliadin. Die Untersuchung im Stuhlgang erfolgte bei dieser Stichprobe nur in einzelnen Fällen. Es sind immerhin 21,1%, bei denen sich im Stuhlgang Antikörper gegen Transglutaminase fanden.

Das Auftreten von Transglutaminase-Antikörpern IgA oder IgG zeigt eine Reaktion gegen Schleimhäute (Endomysium) an. Inzwischen wurde die tissue Transglutaminase (tTG) als das wichtigste Autoantigen des Endomysiums identifiziert. Transglutaminase IgA-Antikörper sind für die Zöliakie hochspezifische Antikörper mit hoher Korrelation zum Krankheitsbild. Sensitivität und Spezifität betragen jeweils 98%. Da die TG ein intrazelluläres Enzym ist, muss durch irgendeine Ursache erst die Zellhaut durchlässig werden. Nun kann die TG Gliadine mit sich, dem Bindegewebe und/oder auch mit Casein vernetzen und als neue Proteinkomplexe weitere Antikörperreaktionen provozieren.

Es gibt weitere Transglutaminasen:
Transglutaminase Keratinocyte (TGM1)
Transglutaminase der Haarfollikel (TGM3)
Transglutaminase der Prostata (TGM4)

Es scheint wahrscheinlich, da sich die Transglutaminase nicht nur mit Gliadin, sondern auch mit Kuhmilcheiweißen und anderen Tiereiweißen bindet, dass daraus Immunkomplexe mit wesentlich höherer allergischer Potenz entstehen. Daraus folgend ist neben der glutenfreien auch immer eine kuhmilchfreie Diät zu empfehlen. Es gibt bisher keine Nachweismethode für dieses Eiweißkonglomerat.

Es besteht eine deutliche Korrelation zwischen der Unverträglichkeit von Gluten und Kuhmilcheiweiß, die wahrscheinlich auf der Ähnlichkeit von Casein und Gliadin beruht.

Hier scheint noch wesentlicher Forschungsbedarf vorzuliegen, besonders, da die Transglutaminase auch glutenfreien Nahrungsmitteln zugesetzt wird, wie z.B. Amaranthnudeln oder Fisch (Vgl. Wikipedia die freie Enzyklopädie Transglutaminase 16.03.06; Literaturverzeichnis : Prof. Jastroff Bernd, Zentrum für Umweltforschung und Umwelttechnologie Universität Bremen). Transglutaminase wird heute industriell aus der Zellwand von Streptomyces mobaraensis hergestellt und Lebensmitteln zugemischt. Besonders interessant ist sie für die Wurstherstellung (auch Schinken und Joghurt. Joghurt wird „sahniger"; Nudeln werden fester). TG wird zur „Restrukturierung" von Fleisch- und Fischwaren verwendet. Als Ziel soll durch enzymatische Proteinvernetzung mit Transglutaminase bei z.B. Süß- und Salzwasserfischen eine bessere „texturelle Stabilität", Wasserbindungsfähigkeit und mikrobiologisch eine sichere Pasteurisationsbedingung geschaffen werden. Dadurch wird eine verlängerte Haltbarkeit von Fisch-Convenience-Produkten erreicht. Bei der Entwässerung von „transglutaminasekatalysiertem" Casein bleibt ein unlöslicher Wasserfilm erhalten, der durch Chymotrypsin wieder gelöst werden kann, also aus Sicht des Lebensmittelchemikers verdaulich ist.

Das Institut für Lebensmitteltechnologie veröffentlichte im Internet einen Kurzbericht hierzu: „Neue Produktformen für die Lebensmittelindustrie durch enzymatische Vernetzung von Pflanzenproteinen mit Transglutaminase." Dazu wird geschrieben: „Die enzymatische Vernetzung von Proteinen mit mikrobieller Transglutaminase (TG) stellt eine wichtige Strategie zur Verbesserung der techno-funktionellen Eigenschaften von proteinhaltigen Lebensmitteln dar. Die Bedeutung der Transglutaminase liegt in der enormen Vielfalt der modifizierbaren technofunktionellen Eigenschaften von Proteinen. In zahlreichen Anwendungen können zudem Alternativen zu Verdickern durch modifizierte pflanzliche Proteine geschaffen werden. So ist eine Anwendung von pflanzlichen Proteinen in Suppen, Saucen im hochpreisigen Bereich („Cremesuppen" mit Convenience-Eigenschaften) ebenso gefragt wie die Applikation im Bereich von Desserts und weiteren Süßwaren, die Gelier- oder Verdickungsmittel enthalten." Man bietet damit in Zukunft eine Alternative für Gelatine.

Muss man nicht Bedenken haben, dass auf der einen Seite sich nicht noch häufiger Antikörper gegen Transglutaminase bilden, wenn man auf der anderen Seite dem Menschen immer mehr Transglutaminase unmerklich vorsetzt?

Technische Prozesse müssen nicht deklariert werden. Also wissen nur die Lebensmittelchemiker der einzelnen Firmen, wie viel und ob überhaupt TG verwendet worden ist. Jeder Lebensmittelchemiker sagt für sein Produkt: „Nur ein bisschen Transglutaminase". Doch dies führt in der Summe zu möglichen gesundheitlichen Problemen, die wir heute in ihrer Auswirkung noch nicht einschätzen können.

Es wird heute bereits im Internet geschrieben, dass bei neurologischen Erkrankungen, wie Alzheimer, Parkinson oder Corea Huntington, regelmäßig erhöhte Transglutaminase-Antikörperspiegel zu sehen sind, sofern man danach sucht. Schauen Sie einmal unvoreingenommen ins Internet, z.B. auf die Webseite der Firma Ajinomoto in Hamburg, die Transglutaminase unter dem Namen „Activa Transglutaminase" als „High Tec"-Produkt herstellt und verkauft.

9.5 Zur Interaktion von Getreidemehl, Gliadin, Gluten, Glutamat, Transglutaminase und Casein

Hier ist anzumerken, dass bis dato keine gesicherten Erkenntnisse vorliegen. Bezüglich des Glutamats ist immer wieder das so genannte „Chinasyndrom" beschrieben worden, dem allerdings viele Studien widersprechen. Man spricht von Migräne, Diarrhoe, auch vom Kreislaufkollaps nach dem Verzehr von Speisen aus der chinesischen Küche. Sollten das alles nur Zufälle sein? Aus unserer Sicht sind das Sofortreaktionen. Bei Gluten sind es regelmäßig Spätfolgen, die wir in den Krankheitsbildern finden, oftmals ohne dass wir labortechnisch Nachweise erbringen können. Heilfasten und Auslassdiät geben allerdings deutliche Hinweise auf die gemeinsame Unverträglichkeit.

Was passiert im Gehirn, wenn wir ihm bolusartig Glutamat, Gliadin, oder Glutaminsäure zuführen, im Wissen, dass Glutamat ein Neurotransmitter ist? Hier dürfte erheblicher Forschungsbedarf liegen, wenn man Heilerfolge bei Parkinson, Autismus, Depression, Epilepsie, Schizophrenie und anderen Krankheiten durch Auslassdiäten sieht.

Jede Diagnostik ist nur so gut wie die daraus folgende Therapie.

Auf Biopsien verzichte ich in der Regel, da sie für mich eher theoretischen Charakter und keinen weiteren Einfluss auf die Therapie haben. Sie sind für den Patienten vielmehr belastend und kosten die Krankenkassen unnötiges Geld, besonders, da sie von den Anwendern als *Verlaufskontrolle* empfohlen werden, also wiederholt werden sollten.

Sie sollten die absolute Ausnahme bleiben. Was nützt das Ergebnis einer Kontrolluntersuchung, wenn sich die Darmschleimhaut regeneriert hat? Selbst dann darf daraus nicht geschlossen werden, dass der Patient nun wieder alles verträgt. Es bedeutet allein, dass Gluten die Ursache war. Dies spürt der Mensch auch subjektiv durch die Besserung seiner Beschwerden und gegebenenfalls durch bewusste oder unbewusste Diätfehler, die die alten Beschwerden wieder auftreten lassen.

9.6 Diaminoxidase-Aktivität (DAO-Aktivität) und Histaminintoleranz

Die Histaminintoleranz wurde in dieser Studie noch nicht berücksichtigt. Die DAO-Aktivität wurde, nachdem die Bestimmung vom Labor Ganzimmun ermöglicht wurde, bei 190 Patienten gemessen. Die Werte waren erwartungsgemäß nicht mit den durchgeführten Messungen in Einklang zu bringen und wurden vorerst wieder aufgegeben. Da Histamin nicht gleichzeitig mit gemessen wurde, konnte keine Interpretation bezüglich Pseudoallergien vorgenommen werden. Die Zusammenhänge wurden erst zum Ende der Studie klar.

Für weitere Studien sei hier der Zusammenhang dargestellt: **Histamin** ist eine einfache chemische Substanz, die aus der Aminosäure L-Histidin entsteht. Sie erscheint in Lebensmitteln, vor allem durch mikrobielle und biochemische Veränderungen bei der Lagerung. Histamin kommt physiologisch im Menschen in Mastzellen, basophilen Granulozyten und in Zellen im Magen vor. Es ist ein Gewebehormon, Neurotransmitter und Entzündungsmediator für allergische und pseudoallergische Reaktionen.

Histamin löst durch die Bindung an H1- oder H2-Rezeptoren folgende Reaktionen aus:

- Kontraktion der glatten Muskulatur (Gebärmutter, Darm, Bronchien)
- Vasodilatation
- Hypotonie
- Tachycardie
- Gesteigerte Durchlässigkeit kleiner Gefäße mit Ödemneigung
- Stimulation der Magensäure durch HCl -Produktion

Histaminintoleranz kann unterschiedliche Ursachen haben:

- Verzehr histaminreicher Lebensmittel, wie z.B. Thunfisch, Sardellen, lang gelagerte Lebensmittel wie Emmentaler, Camembert oder Rotwein.
- Hemmung der Diaminoxidase durch Bakterien oder Medikamente.
- Dünndarmerkarnkungen, die den Histaminabbau behindern.
- Vitamin B6-Mangel. B6 fördert den Aufbau der Diamninoxidase.

Histaminintoleranz ist nicht IgE-vermittelt, sondern zählt zu den pseudoallergischen Reaktionen (z.B. Mastzellendegranulation). Da die Reaktionen nicht IgE-vermittelt sind, ist der Pricktest typischerweise negativ. Schon kleinste Mengen an Histamin können individuelle, sehr unterschiedliche Beschwerdebilder verursachen.

Mögliche Symptome der Histaminintoleranz:

- Cephalgien
- Migräne
- Arrhythmien
- Hypotonie
- Diarrhoe
- Rhinitis

- Asthma
- Vomitus
- Dysmenorrhoe
- Urticaria
- Anaphylaxie
- Flush

Diaminoxidase (DAO) baut Histamin ab.

Diaminoxidase ist ein Glycoprotein (kupferhaltig), das als Cofaktoren Vitamin B6 und Vitamin C benötigt. Diaminoxidase wird beim Menschen hauptsächlich in den Enterozyten, in der Plazenta, der Leber und in den Nieren produziert. Die Produktion und die Ausschüttung in den Darm erfolgt kontinuierlich und damit erst einmal unabhängig von Histaminmengen in der Nahrung. Beim Gesunden wird Histamin bereits im Darm abgebaut. Die Abbaugeschwindigkeit wird durch die Aktivität der DAO bestimmt. Bei Histaminintoleranz kann die Aktivität bis auf ein Zehntel der Normalaktivität reduziert sein.

Die Aktivität der Diaminoxidase kann vermindert werden durch:

- Angeborenen Enzymdefekt
- Passageren DAO-Mangel auf Grund intestinaler Entzündung
- Reduzierte DAO-Aktivität durch DAO-hemmende Substanzen (z.B. verschiedene Medikamente, Alkohol, Vitaminmangel, bestimmte Darmbakterien, usw.)

Um über die DAO-Aktivität Aussagen machen zu können, muss man die Relation zwischen dem Histaminspiegel und der DAO-Aktivität beurteilen. Sehr klar ist der Befund, wenn der Histaminspiegel hoch ist und die Diaminoxidase im Serum erniedrigt gemessen wird.

Normwerte:
DAO: >4,5U/ml
Histamin im 2. Morgenurin: 10-50µg/g Kreatinin
Histamin im 12 Stunden-Sammelurin: 5-25µg
Vitamin B6: 11,3 – 30 µg/L
Vitamin C: 4-20mg/L

Liegt ein stark erhöhter Histaminspiegel vor, so ist trotz normaler oder leicht erhöhter DAO-Aktivität eine Histaminintoleranz zu diagnostizieren (z.B. bei Anaphylaxie; Literatur: Fachinformation Labor Ganzimmun, www.ganzimmun.de).

Bei der vorliegenden Studie wurden 190 Personen bezüglich der DAO-Aktivität untersucht. Nur bei 25 Patienten (13,2%) waren Werte unter der Normgrenze feststellbar. Mir erscheint die Normuntergrenze als zu niedrig angesetzt, da ich nicht das Mengenverhältnis von Histamin zu DAO berücksichtigt habe und dennoch pseudoallergische Reaktionen auch bei Patienten, die leicht erhöhte DAO-Werte hatten, erkennbar waren. Daraus folgend habe ich die weiteren Untersuchungen erst einmal aufgegeben.

Als diagnostische Konsequenz ergab sich in jedem Fall die Untersuchung der intestinalen Mikroflora sowie der Vitamine, wobei sich der eklatante Vitamin B6-Mangel bei über 46,9% der Bevölkerung zeigte. Therapeutisch folgte die Substitution der Vitamine und Ordnung der Darmflora im Sinne der Symbioselenkung.

9.7 Probleme und Fehler bei der Interpretation von Laborwerten bei Immunglobulin E- oder Immunglobulin G4-vermittelten Nahrungsmittelallergien

Untersuchungen mittels Allergiescreen (Labor Ganzimmun) an rund 200 Patienten bezüglich IgE-vermittelter Allergien, in der gleichen Zusammenstellung der zu untersuchenden Nahrungsmittel wie beim Allergiescreen IgG4, brachten fast ausschließlich frustrierende Ergebnisse in der Rastklasse 0, obwohl viele der Untersuchten sagten: „Wenn ich einen Apfel oder Knoblauch oder Brot esse, dann spüre ich, dass ich diese Nahrungsmittel nicht vertrage." Beweisen konnten wir die „Allergien" nicht. Erst die IgG4-vermittelten Allergien waren beweisbar. Nun behaupten die Vertreter der etablierten Medizin allerdings, dass jeder IgG4-vermittelt über das Blut reagieren würde und lehnen deshalb diesen Test ab.

Sicherlich zu unrecht, wie es diese Studie, eine der größten bezüglich IgG4, zeigt.

Jede Diagnostik ist nur so gut, wie die daraus folgende Therapie.

Die Studie mit 681 Patienten verdeutlicht, dass sich aus dem Allergiescreen IgG4 sehr zuverlässig Aussagen machen lassen, die in einfachen Auslassdiäten anzuwenden sind. Die erfolgreiche Umsetzung der Ernährungsberatung hat viele Krankheiten ohne Medikamente geheilt.

Bei IgG4-vermittelten Allergien handelt es sich um Spättypallergien, die erst nach Stunden oder Tagen auftreten.

Meist ist dieser Typ Allergie für den Patienten nicht erkennbar, da er täglich, oft mehrfach z.B. Brot isst und damit den „Allergiespiegel" permanent gleichmäßig hoch hält. Diese Allergien richten sich mehrheitlich gegen die inneren Schleimhäute von Magen, Darm, Gelenken, Blut- und Lymphgefäßen usw. Heilfasten oder Teilfasten (Auslassdiät von Getreideprodukten und Milchprodukten) bringen die Zusammenhänge oftmals sehr schnell, innerhalb einer Woche, ans Licht.

Wir haben bei Patienten mit erheblichen Beschwerden Befunde gesehen, die absolut „leer" waren, also keine Abweichung von der Norm zeigten, und zwar weder im Raster von IgE noch im Raster von IgG4. Die gluten- und kuhmilchfreie Kost brachte die Ursache ans Licht. Genauso haben wir „Zufallsbefunde" bei der Erfassung von Familienmitgliedern gesehen, sämtliche Varianten für die Voraussetzung einer Zöliakie, die aber auch Lebensmittelallergien beinhalteten, ohne dass irgendwelche Symptome offensichtlich wurden. Hier hatte die Untersuchung sicherlich präventiven Charakter. So finden wir oftmals nur diskrete Hinweise bei der Suche nach Antikörpern im Blut. Bei diesen Patienten verlasse ich mich immer wieder auf die Ergebnisse der kinesiologischen Untersuchung der physiologischen Software und empfehle meist die gluten- und kuhmilchfreie Kost.

Absolut eindeutig sind lediglich die Befunde von Prädispositionen durch die HLA-Kennzeichnung. Entweder man hat eines oder beide Gene, die ein 50-fach höheres Risiko, durch Gluten zu erkranken, beinhalten, oder man hat sie nicht. – Aus einem Spatz kann man keine Taube machen. Die Genetik lässt sich heute noch nicht beeinflussen. Man muss also quantitativ auf Gluten verzichten. Das bedeutet, dass 44,7% der Deutschen, auf Grund ihrer Genetik, also circa 35.000.000 Menschen, ein Problem mit Weizen, Roggen, Dinkel, und Gerste haben (sie alle verfügen über eines oder beide der Gene).

Bei der Untersuchung der durch Immunglobulin E- oder Immunglobulin G4-vermittelten Nahrungsmittelallergien darf man aber keinesfalls von einer Linearität ausgehen. Wir untersuchen hier dynamische Prozesse. Immunglobuline schwanken auf Grund der Aufnahme von Nahrungsmitteln, gegen die wir mit Intoleranz oder Allergie reagieren. Auch Interaktionen zwischen den Nahrungsmitteln, z.B. „Verbesserung" durch Behandlung mit Transglutaminase oder gleichzeitige Aufnahme von Brot und Milch oder auch eine unfreiwillige Nahrungskarenz, z.B. nach einer Migräneattacke, die von Erbrechen begleitet war, können den Laborbefund nachhaltig beeinflussen. Es sind zudem Interaktionen zwischen den Immunglobulinen, besonders bei Kreuzallergien, denkbar. Hier zeigt sich erneut Forschungsbedarf.

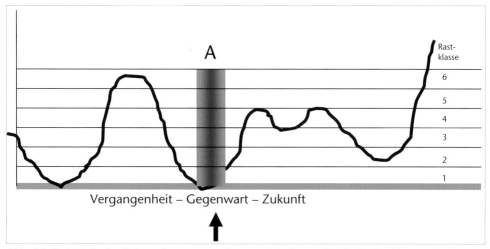

Abb. 23: Beispielhafte Schwankungen von Immunglobulinen. Es gibt in der Natur keine Linearität. Alle natürlichen Prozesse laufen nach einer Ordnung dynamisch ab.

Die Zone A kennzeichnet den grünen Bereich. Bei hier angesiedelten Werten (siehe Pfeil) neigt der schulmedizinisch orientierte Arzt zu folgender Interpretation: Der Wert ist im grünen, also im Normalbereich. Der Schulmediziner lernt universitär ein lineares Denken. Finden sich normale Werte, so denkt man: „Sind die Werte normal, so wurden in der Vergangenheit bis in die Gegenwart keine Antikörper gebildet, also verträgt der Patient dieses Nahrungsmittel auch in der Zukunft."

Folglich liegt für den Arzt keine Allergie gegen das Nahrungsmittel vor und der Patient braucht keine Diät einhalten. Ich möchte an dem Bild verdeutlichen, dass wir beim Menschen ausschließlich über dynamische Prozesse nachdenken müssen. Es gibt keine Linearität. Nicht-Beachtung findet der Umstand, dass Stunden später der „Wert" wieder extrem hoch ausfallen kann.

Sollte der Verdacht einer Allergie oder Intoleranz bleiben, so ist es in jedem Fall richtig, eine Auslassdiät über drei Wochen Minimum, eher bis zu drei Monaten, zu empfehlen. Bessern sich Beschwerden unter der Auslassdiät, so ist dies beweisender als jeder Allergietest.

So werden auch niedrige „Werte" in der Rastklasse 1 im Allergiescreen IgG4 oftmals falsch interpretiert, davon ausgehend, dass hier *nur* eine Sensibilisierung stattgefunden hat, so dass der Patient hier *nicht* diätetisch auf bestimmte Nahrungsmittel verzichten müsste. Leider lehrt die Erfahrung hier sehr oft, dass der Patient über kurz oder lang die Erfahrung macht, dass er dieses Lebensmittel oftmals nicht verträgt. „Ein bisschen schwanger ist auch schwanger." Die Fehlinterpretation der dynamischen Schwankungen in der Werteskala verhindert die Findung der Ursache der Beschwerden.

Es passiert immer wieder, dass Patienten längere Zeit glutenfrei gegessen haben, sich wohler fühlen und irgendwann wieder einmal zum Hausarzt zum Check-up gehen. Erwähnen sie ihre glutenfreie Ernährungsweise beim Hausarzt, so veranlasst dieser, gut gemeint, mal zusätzliche, entsprechende Laboruntersuchungen, die natürlich auf Grund der Nahrungskarenz negative Werte bringen. Die Interpretation lautet meist: „Ich finde nichts, also haben Sie keine Glutenunverträglichkeit. Sie können alles essen." Das klingt bequem für den Patienten. Leider liegt hier wieder der gleiche Irrtum vor. Auch dieser Arzt hat linear gedacht und nicht bedacht, dass unter der Auslassdiät keine Antikörper gebildet werden und somit keine Allergie nachweisbar sein kann. Übermäßige Allergien ziehen oftmals hyperergische Reaktionen auf andere Nahrungsmittel nach sich. Lässt man die Hauptallergene, z.B. Gluten und Kuhmilch, weg, so relativieren sich meist die Unverträglichkeiten bezüglich anderer Lebensmittel.

Es sind naturheilkundliche Behandlungsansätze gefragt, wenn es sich um einen hyperergischen Prozess handelt, der aber labortechnisch nicht von einer Allergie abgrenzbar ist. Hier ergeben sich Ansätze für die Bioresonanztherapie, Enzymtherapien und Ordnungstherapien der Darmflora.

An dieser Stelle ist festzuhalten, dass auch eine leicht positive Antikörperbildung nicht linear interpretiert werden darf, da nach Abbildung 22 starke Schwankungen möglich sind. Es müssen präventiv auch geringe Antikörperwerte durch eine Auslassdiät, Rotationsdiät oder Provokation auf ihre Bedeutung überprüft werden.

Weitere Indikatoren für die Interpretation uneindeutiger Werte:
a) Liegen anamnestische Hinweise auf Ernährungsgewohnheiten, z.B. glutenfreie Kost, vor?

b) Bestehen Zusammenhänge zu bzw. Kreuzallergien zwischen anderen Lebensmitteln (z.B. Kreuzallergien zwischen Kiwi und Weizen oder Haselnuss und Roggen)?

c) Werden Medikamente eingenommen, z.B. Cortison oder Antihistaminika?

d) Ist der Testzeitpunkt richtig gewählt? Ungeeignet wäre z.B. ein Test nach einer Heilfastenkur, da durch Nahrungskarenz und Fiweißabbau kaum Antikörper zu erwarten sind.

e) Ist die richtige Testauswahl getroffen? Ist ein Pricktest grundsätzlich überhaupt auf Grund seiner geringen Ansprechrate als Testmedium geeignet? Auch die Untersuchung der IgE-Antikörper hat sich aus unserer Erfahrung als ungeeignet erwiesen, da hier im Gegensatz zum IgG4 kaum Antikörperbildung nachweisbar ist und deshalb Allergien und Unverträglichkeiten übersehen werden. Bei IgE-vermittelten Allergien handelt es sich um Allergien vom Soforttyp. Sie essen etwas und spüren wenig später schon Reaktionen (z.B. Prickeln an Lippen und Mundschleimhaut, der Hals geht zu usw.).

f) Ist die Testfehlerrate mit in das Kalkül einbezogen? Aus dieser Überlegung ist grundsätzlich die Auslassdiät zu empfehlen.

Bleibt der Verdacht auf eine Glutenunverträglichkeit bestehen, so sollte in jedem Fall eine Auslassdiät bezüglich Gluten und Kuhmilchprodukten über mindestens drei Wochen, eher über drei Monate, empfohlen werden. Wenn es in dieser Zeit zu einer Besserung der Beschwerden kommt und durch eine nachfolgende Provokation mit glutenhaltigen Nahrungsmitteln sich die alten Beschwerden wieder einstellen, dann ist die Glutenunverträglichkeit eindeutig bewiesen.

9.8   Kreuzallergien

Die Ursache für Kreuzallergien liegt in den Allergengemeinschaften begründet. Bestimmte Proteine sind bekannt dafür, dass sie häufig Allergien auslösen. (Majorallergene) Proteine sind kompliziert aufgebaut, haben aber oftmals Bereiche, in denen sie sich ähnlich sind oder gleichen. Wenn das Immunsystem nun gegen einen solchen Bereich (Epitop) Antikörper bildet, der auch in anderen pflanzlichen oder tierischen Nahrungsmitteln vorkommt, dann können sich Kreuzallergien ausbilden.

Bekannt sind:
Haselnuss – Roggenmehl – Walnuss – Kiwi
Gräserpollen – Weizen – Roggen – Dinkel – Gerste – Hafer

Zur *Beurteilung von Kreuzallergien im Allergiescreen IgG4* ist festzustellen, dass Kreuzallergien zwischen Kiwi und Weizen, Banane und Weizen, sowie Haselnuss und Roggen nachgewiesen sind.

Demzufolge können indirekt Schlüsse auf eine mögliche Getreideintoleranz bezüglich Weizen und Roggen gezogen werden, wenn im Blut eine Antikörperbildung gegen Kiwi, Banane oder Haselnüsse erkennbar ist, während die Getreide (Weizen, Roggen, Dinkel, Gerste und Hafer) im Normbereich liegen. Für den Schulmediziner wäre dann zwar alles in Ordnung. Dennoch können bei dem Genuss von Getreide und Kuhmilch bei dem Patienten erhebliche Reaktionen auftreten. Auch in diesem Fall ist die Auslassdiät mit nachfolgender Provokation der sicherste Nachweis einer Intoleranz.

9.9   Zusammenfassung der Studie

Über 20 Jahre Erfahrung mit glutenfreier Kost hat zu der 2002 begonnenen Studie geführt. Erfolge beim Felke-Heilfasten inspirierten mich, chronische Krankheiten lösten sich so zu sagen beim Heilfasten in Luft auf und kamen Wochen oder gar Monate später erst wieder und führten die Menschen zu erneutem Fasten. Diese Gegebenheiten wiederholten sich über einige Jahre, bis ich mit den Patienten die Situation analysierte. Während des Fastens bekamen sie nur frische Obstsäfte, Tees, Gemüsesäfte und Gemüsebrühe mit Kartoffeln, aber keine Milch- oder Getreideprodukte. Erst wenn glutenhaltige Kost und Milchprodukte wieder ins Spiel kamen, stellten sich die Krankheiten wieder ein.

Die Logik war, dass ich den Patienten empfahl, auf glutenhaltige Nahrungsmittel und Kuhmilchprodukte auch weiterhin nach dem Fasten zu verzichten. Unter dieser Kost blieben die Krankheiten aus, solange sich die Personen an die Spielregeln der Natur hielten. Die kurenden Gäste fühlten sich wohl, kamen weiterhin zum Fasten und zur Erhaltung ihrer Gesundheit. Bezüglich Gluten stand für die Hausärzte nun immer wieder der Begriff Zöliakie im Raum. Mir ging es persönlich, wenn überhaupt, nur nebenbefundlich um den Nachweis einer Zöliakie, da statistisch nur jeder 1/200 eine Zöliakie hat, aber deutlich mehr Menschen unter einer Glutenintoleranz leiden. Wichtig war mir vorrangig, dass es den Patienten besser geht.

Berichteten sie jedoch ihren Hausärzten von dem Erfolg der gluten- und kuhmilchfreien Kost, so veranlassten diese sofort eine Magenspiegelung, mit Blick und Biopsie in den Dünndarm, um eine Zöliakie festzustellen. Da es in der Regel nicht gelang, sagten die Ärzte im Allgemeinen: „Wenn keine Veränderung der Darmzotten besteht, haben Sie keine Zöliakie und Sie können deshalb alles essen." Die Folgen dieser Fehleinschätzung waren oftmals fatal. (S. Seite 99 Punkt 9.7: Probleme und Fehler bei der Interpretation von Laborwerten.)

Diese Situationen, in denen nun die Patienten zwischen zwei Stühlen saßen, wollte ich durch Laboruntersuchungen entschärfen und ordnen, da ich auf Grund der Häufigkeit IgE-vermittelte Allergien als Ursache für die Erkrankungen vermutete. Circa 200 Untersuchungen im System IgE brachten seltenst den Beweis. Erst mit der Untersuchung der genetischen Abhängigkeit und der routinemäßigen Untersuchung an 681 Patienten mit dem Allergoscreen IgG4 (standardisierte Untersuchung von 68 Lebensmitteln durch das Labor Ganzimmun) konnte der Nachweis der extrem häufigen Glutenintoleranz erbracht werden. Es handelt sich hierbei also nicht um Soforttypallergien, sondern um Spättypallergien.

Die Diagnose der Zöliakie ergab sich eher nebenbefundlich nur bei einigen Patienten, die sich einer Gastroduodenoskopie unterzogen und stimmt mit den in der Literatur genannten Zahlen weitgehend überein.

Wichtiger war in dieser Studie die Bestätigung der Getreide- und Glutenunverträglichkeit. Die darauf basierende Ernährungsberatung und die folgende Auslassdiät brachten unglaublich viele, sehr unterschiedliche Krankheitsbilder wieder in einen lebenswerten Zustand.

Aus den Laboruntersuchungen ist zu schließen, dass 78% der Deutschen unter einer Getreide-/Glutenintoleranz leiden.

Toleranz deutet auf ein Mengenproblem hin, dass sehr individuell zu lösen ist. Wer mit Schmerzen, wie Rheumatiker oder Migränepatienten, reagiert, findet seine Toleranzgrenze leicht. Schwierig wird es bei nierenabhängiger Hypertonie, die keine Schmerzen macht, wo steigender Blutdruck schon wieder eine Schädigung der Nieren aufzeigt.

Toleranz bedeutet, dass die Patienten ihren Getreidekonsum deutlich, in Abhängigkeit vom Gesundheitszustand, reduzieren bzw. Getreide (Weizen, Roggen, Dinkel, Gerste und Hafer) sowie glutenhaltige Nahrungsmittel eventuell gänzlich meiden müssen.

Die Studie zeigt eine Korrelation zwischen der Getreideintoleranz und der Kuhmilch-Unverträglichkeit.

Dies ist auf Grund der sehr ähnlichen Aminosäureketten von Casein und Gliadin erklärbar.

Sofern nur eines oder beide Gene bezüglich der Glutenintoleranz positiv waren, wurde die gleiche Auslassdiät mit dem gleichen Erfolg vorgeschlagen wie bei Reaktionen auf einzelne oder alle getesteten Getreidearten im IgG4. Da beides sehr häufig gemischt vorkommt, nämlich einerseits die genetisch verankerte Glutenunverträglichkeit und andererseits die Getreideintoleranz, ist, wie weiter vorne bereits aufgeführt, aus den Laboruntersuchungen zu schließen, dass 78% der Deutschen ein Problem mit dem täglichen Essen von Getreideprodukten (Weizen, Roggen, Dinkel, Gerste und Hafer) haben.

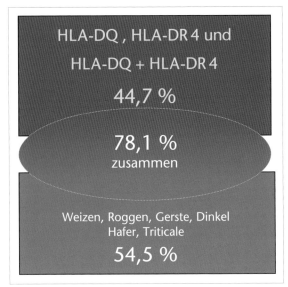

HLA-DQ , HLA-DR 4 und
HLA-DQ + HLA-DR 4
44,7 %

78,1 %
zusammen

Weizen, Roggen, Gerste, Dinkel
Hafer, Triticale
54,5 %

Abb. 24: Ergebnis der Getreide- und Glutenintoleranz bei 681 Patienten.

Rund 50% der Deutschen vertragen, labortechnisch betrachtet, keine Kuhmilch, ein Großteil davon auf Grund der Caseinintoleranz auch keine Schafs- und Ziegenmilchprodukte.

Die bisherige Ernährungsweise mit viel Brot, besonders Vollkornbrot, so wie es die DGE bisher empfohlen hat, hat bei vielen Personen zu Störungen der Verdauungsorgane geführt, mit dem Resultat, dass trotz bewusster, aber leider falscher Ernährung, eklatante Vitaminmangelsyndrome aufgetreten sind.

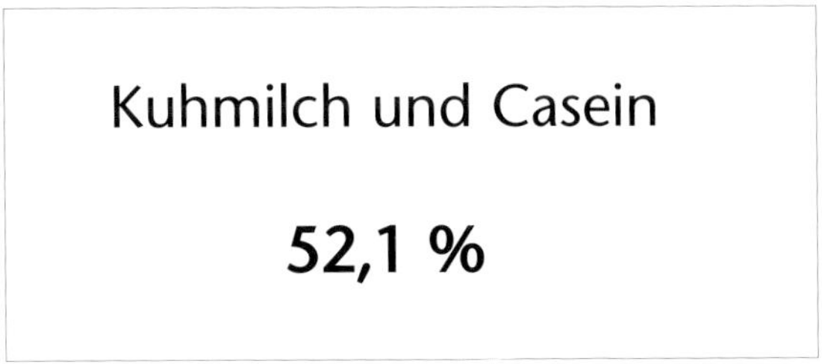

46,9% der Deutschen leiden unter Vitamin B6-Mangel, 15,7% fehlt das Vitamin B12 und weiteren 16,5% mangelte es an Folsäure. Vermutlich entsteht der eklatante Vitaminmangel einerseits dadurch, dass unsere Nahrung an Vitaminen verarmt ist und zuwenig Obst und Gemüse gegessen

Kuhmilch und Casein

52,1 %

Abb. 25: Untersuchungsergebnis der Kuhmilchintoleranz bei 636 Patienten.

wird und andererseits möglicherweise dadurch, dass durch zuviel Vollkornprodukte der Darm in einen Reizzustand gerät, in dem er angebotene Vitamine nur schlecht aufnehmen kann.

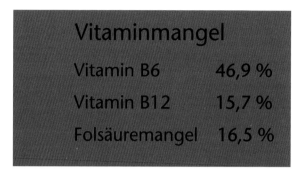

Vitaminmangel

Vitamin B6	46,9 %
Vitamin B12	15,7 %
Folsäuremangel	16,5 %

Abb. 26: Vitaminmangel – Untersuchungsergebnisse bei Patienten mit Glutenintoleranz, die sich überwiegend mit Vollkornprodukten ernähren.

Am Rande der Studie war festzustellen, dass eine Vielzahl von Personen süchtig auf glutenhaltige Nahrungsmittel und Kuhmilchprodukte reagierte. Die Labortechnik ist leider noch nicht weit genug fortgeschritten, dass klare Zahlen vorgelegt werden können. Es zeigte sich wieder:

Was man gerne isst, wird noch lange nicht gut vertragen.

Der Nachweis der Zöliakie lag im üblichen Rahmen der Literaturangaben 1/200.

Die Durchführung und Zusammenstellung des Allergiescreens IgG4 (Labor Ganzimmun) hat sich bei 681 Patienten bewahrheitet und bewährt. Man muss allerdings die Dynamik unseres Organismus berücksichtigen, so wie es auf Seite 101 beschrieben ist.

Rastklasse 0 bedeutet nicht, dass keine Allergie vorliegt, sondern, dass sie zu diesem Zeitpunkt mit dieser Methode nicht bewiesen werden konnte. Man darf nie daraus schließen: „Wenn keine Allergie nachweisbar ist, dann kann der Patient alles essen." Werte in der Rastklasse 1 werden nur als Sensibilisierung gewertet. Da diese „Werte" unter Provokation sehr schnell steigen können, sollte auch hier von einer Nahrungsmittelintoleranz ausgegangen und eine Auslassdiät bedacht werden.

10. Naturheilkundliche Begleittherapien

10.1 Die besondere Bedeutung der Darmfunktionen und des Darmimmunsystems für die Gesunderhaltung des Menschen im Sinne der chinesischen Medizin

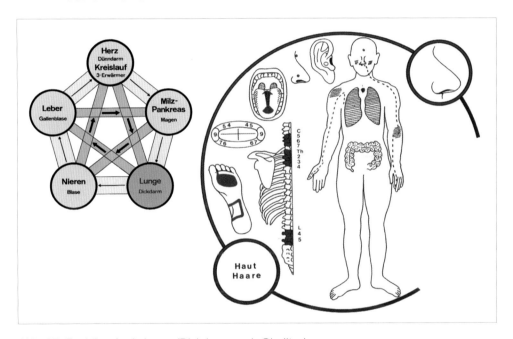

Abb. 27: Funktionskreis Lunge/Dickdarm nach Gleditsch

Die Schlüsselstellung des Darms in unserem Problemhorizont lässt sich am Besten an den vorliegenden Bildern erklären, die auf der chinesischen Akupunkturlehre beruhen:

Der Dickdarm ist nach der traditionellen chinesischen Medizin in einem Subsystem (Untereinheit) mit der Lunge verbunden, d.h. er muss hinsichtlich seiner Funktion und pathologischen Phänomene als ein Teil des gesamten Organismus betrachtet werden.

Zu dem Subsystem Lunge/Dickdarm gehört ebenso die Haut. Damit sind sowohl die äußere Oberfläche als auch die inneren Oberflächen, also die verschiedenen Schleimhäute, gemeint. Im Einzelnen unterscheiden wir:

Äußere Haut	circa	1,8 m²
Lungenschleimhaut	circa	80 m²
Darmschleimhaut	circa	300 m²
Blutgefäßschleimhaut	(schätzungsweise)	1500 m²
Lymphgefäßschleimhaut		Größe unbekannt
Nasenschleimhaut		Größe unbekannt
Mundschleimhaut		Größe unbekannt
Gehirnhäute		Größe unbekannt
Knochenhäute		Größe unbekannt
Innenhaut der Gallenwege und der Gallenblase		Größe unbekannt
Innenhaut der Gebärmutter, der Harnblase, der Harnwege und der Nieren		Größe unbekannt
Innenhäute im Bauchraum		Größe unbekannt
Häute, die die Muskeln voneinander trennen		Größe unbekannt
Häute, die die Sehnenscheiden bilden		Größe unbekannt
Häute um die Nervenbahnen		Größe unbekannt

Diese Aufzählung macht deutlich, dass der Anteil der äußeren Haut verschwindend klein gegenüber dem, der inneren Häute ist. Beiden ist Organcharakter zuzumessen und somit besondere Aufmerksamkeit angesichts krankhafter Veränderungen zu schenken. Häute grenzen ab, trennen, versorgen und entsorgen. Alle Häute können allergisch reagieren, was bedeutet, dass sie in den o.a. Funktionen gestört werden.

Im System Lunge/Dickdarm suchen wir zuerst einmal alle Störungen des Immunsystems, da die Thymusdrüse im System Lunge/Dickdarm etabliert ist und sie sich bei Allergien geschwächt bzw. funktionsgestört zeigt. Dies trifft insbesondere auf die Glutenintoleranz zu.

Allergien sind für den medizinischen Laien, aber auch für die meisten Ärzte, mit Veränderungen der äußeren Häute verbunden, zu denen lediglich nur die Nasen-, Mund- und Bronchialschleimhaut sowie die Augenbindehaut gezählt werden.

Schulmediziner neigen bei Hautsymptomen dazu, diese mit Cortison zu behandeln. Sie verweilen bei den Symptomen und fragen selten nach den Ursachen. In der naturheilkundlichen Praxis hingegen werden im Rahmen der Anamnese durch die *Kirlianfotografie* und im Zuge der *kinesiologischen Testung* einerseits die allergische Schleimhautveränderung in der physiologischen Software darstellbar und andererseits das oder die Allergen/e identifizierbar und im Rahmen einer Auslassdiät verifizierbar.

Die Kirlianfotografie eröffnet uns völlig neue diagnostische Dimensionen (s. Seite 194). Sie erschließt die Erkenntnis, dass es noch viel mehr Allergien gibt als gemeinhin bekannt sind. Es ist davon auszugehen, dass sich die meisten Allergien an den inneren Schleimhäuten konkretisieren. Das Kirlianfoto ermöglicht zudem Interferenzen mit dem Lunge/Dickdarm-System. So kann eine Störung der physiologischen Software des Darmes als Mitverursacher einer allergischen Reaktion ausgemacht werden. In diesem Zusammenhang muss angemerkt werden, dass dies nichts mit einer Funktionsstörung des Darmes (bezüglich seiner physiologisch-organischen Hardware) im Sinne etwa einer Obstipation zu tun hat.

Resümierend lässt sich festhalten:

Es muss bei jeder Allergie bzw. Intoleranz das Teilsystem Lunge/Dickdarm, hierbei zuforderst der Status der physiologischen Software des Dickdarms, in die Anamnese einbezogen werden und daraus, begleitend zu anderen therapeutischen Maßnahmen, diätetische Konsequenzen gezogen werden (z.B. Heilfasten).

Die Änderung der Nahrungsmittel verändert das Milieu im Darm und damit den Lebensraum von Bakterien. Beispiel: Der Pseudomonaskeim, der physiologisch, symbiotisch im Blutegel lebt, nährt sich dort von Blut (Tiereiweiß). Vegetarische Kost bietet ihm keinen Lebensraum. Für uns sind u.a. bestimmte Colikeime zur Erhaltung unserer Gesundheit physiologisch im Darm wichtig.

10.2 Heilfasten

Heilfasten ist eine der wichtigsten Maßnahmen. Schon durch fünftägiges Fasten können spürbare Besserungen erreicht werden, besonders bei Erkrankungen, die auf einer Gluten- oder Getreideintoleranz beruhen.

10.3   Weitere naturheilkundliche Begleittherapien

- Symbioselenkung
  - Autovaccinetherapie
- Eigenurin
- Eigenblut
- Enzymtherapie
- Orthomolekulare Therapie
- Colonhydrotherapie
- Bioresonanztherapie
- Homöopathie
  - homöopathische Komplexmitteltherapie (Rhinoplexe)
- Phytotherapie
- Neuraltherapie
- Ozontherapie / Sauerstofftherapie

11. Gluteninduzierte Krankheitsbilder und Patientenschicksale – Fallbeispiele aus der eigenen Praxis

Kritische Patienten fragen immer wieder: „Kann es in der Tat sein, dass so viele Menschen unter einer Glutenunverträglichkeit leiden?" Diese Frage ist ohne Zweifel zu bejahen. Im Folgenden beschreibe ich einige repräsentative Krankheitsgeschichten, hinter denen eine Vielzahl ähnlicher Schicksale steht.

Es ist ein Prinzip der Naturheilkunde, sich an einzelnen Beispielen zu orientieren, denn jeder Mensch ist mit seiner Krankheit als Individuum zu betrachten. So wird man der Bandbreite der Patientenschicksale gerecht und für die unterschiedlichsten Symptombilder sensibilisiert.

Krankheit entsteht aus den vielen kleinen, täglichen Sünden wider die Natur und die Krankheit bricht scheinbar auf einmal hervor

(Hippokrates)

Dieser Satz bewahrheitet sich jeden Tag erneut, denn damit beantwortet sich die Frage: „Warum hatte ich Jahrzehnte lang keine gesundheitlichen Probleme und wieso soll jetzt Gluten an allem Schuld sein?" Wir wissen, dass plötzlich auftauchende Ereignisse, wie Operationen, Unfälle, seelische Schocksituationen, Geburten, Todesfälle und virale Erkrankungen, die jahrzehntelang latent vorhandene Glutenunverträglichkeit an die Oberfläche spülen können und eine Auslassdiät oftmals zu einer spontanen Beschwerdefreiheit führt. Bei Diätfehlern kann allerdings die Krankheit sofort wieder ausbrechen.

Die oben angesprochenen Zusammenhänge werden nachfolgend anhand ausgesuchter Fallbeispiele illustriert. Es geht dabei nicht vorrangig um das Herausstellen spektakulärer Heilerfolge, sondern um eine Sichtung der Bandbreite der toxischen und allergenen Wirkungen denaturierter Nahrungsmittel wie Weizen und Kuhmilch, die zum Teil ursächlich an Krankheitsbildern beteiligt sind, die gemeinhin mit dem Begriff Zivilisationskrankheiten belegt werden. Es geht weiterhin um die Sensibilisierung für das, was wir uns und unserem Körper täglich mit unserer Nahrung „antun".

11.1   Migräne

Patientenbeispiel 1

Im Januar 2000 suchte eine Schulfreundin unserer jüngsten Tochter, damals 9 Jahre alt, mit ihrer Mutter die Sprechstunde auf. Unsere Tochter hatte bemerkt, dass das Mädchen fast in jeder Woche einen Tag in der Schule fehlte, weil sie regelmäßig unter Kopfschmerzen litt und jeweils einmal pro Woche eine richtige Migräneattacke erdulden musste. Seit dem 6. Lebensjahr quälten sie bereits diese Schmerzen. Schulmedizinisch wurden im Verlauf von drei Jahren nur die Schmerzen, also das Symptom, bekämpft. Unsere ebenfalls damals 9jährige Tochter empfahl ihr den naturheilkundlichen Weg.

Bei der Anamnese und der kinesiologischen Untersuchung bezog ich die Mutter zum besseren Verständnis (Was schwächt das Kind und was gibt ihm Kraft?) mit ein. Die Mutter wurde beim kinesiologischen Test eingebunden, indem sie die rechte Hand des Kindes hielt, das Kind mit seiner linken Hand die zu testenden Nahrungsmittel auf die Thymusdrüse hielt und nun die muskuläre Kraft des rechten Arms der Mutter getestet wurde. Verallgemeinernd kann für den Fall, dass das Kind kein Gluten verträgt, gefolgert werden, dass die Muskelkraft der Mutter bei zu testenden glutenhaltigen Lebensmitteln nachlassen wird. So fühlt und versteht die Mutter sehr schnell, was ihrem Kind gut tut oder schadet. Es war sehr schnell klar, dass auch hier eine Glutenunverträglichkeit vorlag. Etwa zehn Wochen später kamen die zwei nochmals in die Praxis. Das Mädchen war mit Beginn der Auslassdiät beschwerdefrei. Sie hatte seit drei Jahren erstmals zehn Wochen hintereinander weder Kopfschmerzen noch Migräneattacken erlitten. Nun kam sie mit der Frage nach der für den Fall der Beschwerdefreiheit in Aussicht gestellten Rotationsdiät. Wir vereinbarten, dass sie sonnabends mit der Familie ein weißes Brötchen essen dürfe.

Wenige Wochen später erschien sie mit einer schweren Migräneattacke. Sie hatte morgens mit der Familie, wie vereinbart, nur ihr Brötchen, nachmittags allerdings auf einem Kindergeburtstag auch noch Kuchen gegessen. Das war schon zu viel. Drei Akupunkturnadeln in die Dickdarmzone des rechten Ohres beseitigten umgehend den Migräneschmerz.

In den folgenden Monaten hörte ich von unserer Tochter nur, dass es der Freundin gut geht. Ein Jahr später, nach den Sommerferien, erschienen dieses Mal Mutter und Tochter in Begleitung des Vaters, der sogleich lospolterte: „Nun hat sie schon wieder seit mehr als sechs Wochen Kopfschmerzen und Migräneattacken, so geht das nicht weiter." Auf die Frage an die Mutter: „Wie isst sie denn?" kam die Antwort fast zerknirscht: „Sie isst wieder alles." Sie hatte also die glutenfreie Diät ad acta gelegt. In die folgende kinesiologische Untersuchung habe ich den sehr kräftigen Vater mit einbezogen und ihm gezeigt, wie „stark" schwächend Gluten auf sein Kind wirkt. Die Mutter hatte sofort den Zusammenhang verstanden. Wochen später kam sie nochmals mit dem Sohn, der unter allgemeiner Leistungsschwäche litt, schon weitgehend glutenfrei aß, aber den Zusammenhang nicht verstand. Die Mutter erzählte, dass die Tochter keine Kopfschmerzen unter getreidefreier Kost habe und auch ihr selbst ginge es besser, da sie das Gleiche wie die Kinder esse.

Inzwischen ist das Mädchen einige Jahre älter und hat mit ihrer Erkrankung umzugehen gelernt. Sie isst, wie so viele, glutenarm. Nimmt sie zu viele glutenhaltige Nahrungsmittel zu sich, so stellen sich sofort wieder Kopfschmerzen und Migräne ein. Es bleibt für sie eine Gradwanderung zwischen Wohlbefinden und Schmerz, je nachdem, wie sie sich ernährt.

Patientenbeispiel 2

Frau S., eine bereits 60jährige Patientin, kurte vor einigen Jahren in unserem Haus wegen chronisch rezidivierender, therapieresistenter Migräne, die sie seit Jahren plagte. Sie fastete bei uns erstmalig und fühlte sich danach so gut, dass für sie der Zusammenhang zwischen Migräne und Ernährung offensichtlich war. Nach kinesiologischer Testung empfahl ich damals die glutenfreie Auslassdiät, die eine über Monate anhaltende Besserung der Beschwerden brachte. Frau S. wollte es genauer wissen und ließ sich an der Deutschen Klinik für Diagnostik bezüglich ihres Krankheitsbildes untersuchen. Beim abschließenden Gespräch sagte ihr der verantwortliche Professor sinngemäß: „Gute Frau, sie sind völlig gesund und können alles essen. Sie haben keine Glutenallergie und keine anderen Allergien." Dem hielt Sie entgegen: „Kürzlich ging es mir zu gut. Ich war bei Bollants im Park zu einem Fest eingeladen, habe, weil es mir so gut ging, Brot gegessen und zwei Stunden später hatte ich wieder meine übliche Migräne." „Dann dürfen Sie eben kein Brot essen!", waren die abschließenden Worte des Professors.

Mit dem IgG4 Allergietest (ab Frühjahr 2000) haben wir bei Frau S., bei der vorher der IgE-Test bezüglich Gluten immer negativ war, eine eindeutige Allergie gegen Gluten nachweisen können. Unter konsequenter Auslassdiät waren keine Antikörper nachweisbar, was Kollegen in ähnlich gelagerten Fällen zu der Aussage bewegen mag: „Sie können wieder alles essen." Diese Empfehlung darf allenfalls nach einem Provokationstest erfolgen, der aber auch labortechnisch negativ verlaufen und so zu Fehlinterpretationen führen kann. Bei Migräne folgen bei Provokation oder nachlassender Disziplin hinsichtlich der Auslassdiät neuerliche Migräneattacken, die die Grenzen der Getreideverträglichkeit aufzeigen. Schlimmer ist es bei nach innen (z.B. gegen das Herz) gerichteten allergischen Reaktionen, die in der Regel zu spät bemerkt werden und bei denen die Toleranzgrenze nicht unmittelbar verspürt wird.

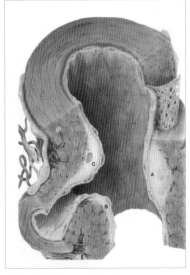

Abb. 28: Blutgefäß mit Arteriosklerose

Alle Gefäße, ob Arterie, Vene oder Lymphgefäß, alle sind mit Häuten ausgekleidet.

Der naturheilkundlichen Auffassung zufolge liegt bezüglich der Migräne eine sich in Teilen des Gefäßsystems des Gehirns abspielende allergische Reaktion unter Beteiligung des Endothels, der Gefäßinnnenschleimhaut, vor.

Nach dem Prinzip der 5-Elementelehre gehört zu dem System Lunge/Dickdarm als zentrales Element die Haut. Ob äußere Haut, Nasenschleimhaut, Darmschleimhaut usw., immer ist das System und an erster Stelle der Darm beteiligt. So ist es verständlich, dass Migräne oftmals durch die Änderung der Ernährung entscheidend beeinflusst werden kann.

11.2 Depression, Stimmungsschwankungen, depressive Verstimmung

Patientenbeispiel 3

Im März 2001 kam ein junges Ehepaar in die Sprechstunde. Die Frau beklagte Müdigkeit, schnelle Erschöpfbarkeit und depressive Verstimmung, besonders in den weniger sonnigen und lichtarmen Übergangszeiten des Jahres. Von einem Psychiater waren ihr

Antidepressiva verschrieben worden, die sie wegen der beschriebenen Nebenwirkungen nicht nehmen wollte.

Das Kirlianbild bestätigte die depressive Stimmung, zeigte aber auch erhebliche Störungen im linken absteigenden Dickdarm, ein Hinweis auf das Reizdarmsyndrom. Die Anamnese erbrachte weitere Hinweise, wie z.B. häufiger Blähbauch nach Mahlzeiten und gelegentliche, krampfartige Schmerzen nach dem Essen. Gefastet hatte sie noch nie. Viele Patienten, die bei ähnlichen Krankheitsbildern gefastet hatten, erklärten anschließend: „Ja, beim Fasten geht es mir immer richtig gut, aber wenn ich wieder esse, dann kommen die Beschwerden nach Tagen oder Wochen wieder." Diese Patienten hatten nicht in Erwägung gezogen, dass ihre Erkrankung oder ihre Befindlichkeitsstörung auf falsche Ernährung zurückzuführen war.

Kinesiologisch ergab sich bei der jungen Frau eine deutliche Schwächung des Armes bei der Testung von Gluten. Daraufhin erklärte ich ihr den Zusammenhang zwischen Darm und Psyche und damit die Bedeutung der Ernährung für die Stimmung. Ich erzählte ihr Beispiele anderer Patientinnen, unter anderem von einer Familie, in der alle Abkömmlinge der mütterlichen Linie unter Stimmungsschwankungen und Depressionen litten und sich bei diesen eine Besserung einstellte, nachdem die Glutenunverträglichkeit als Ursache ermittelt werden konnte und alle glutenfrei aßen. Angesichts dieses Zusammenhangs fing die Frau an zu weinen, worauf ihr Ehemann erklärte: „Sie müssen das verstehen, ihr Bruder, der richtig depressiv war, hat sich vor vier Wochen mit der Einleitung von Abgasen in sein Auto umgebracht. Keiner hatte vermutet, dass seine Depression so schlimm war." Auch hier konnte man retrospektiv einen Zusammenhang mit Glutenunverträglichkeit vermuten. – Einige Wochen später rief mich die Patientin an und berichtete mir von ihrer Besserung durch die glutenfreie Diät.

Die vielen Erfolge durch Fasten und Auslassdiät weisen grundsätzlich auf die alimentäre Grundlage als eine wesentliche Ursache depressiver Stimmungslagen hin. Beim Felke-Heilfasten gibt es generell keine Milchprodukte, Gluten, Glutamat, oder Getreideprodukte. Allein daraus und aus den oftmals folgenden Auslassdiäten bezüglich Milch und Getreide entwickelten sich Langzeiterfolge, die auf den kausalen Zusammenhang zwischen depressiver Stimmungslage und Milch- bzw. Getreideprodukten hinweisen.

Der Wirkungszusammenhang ist zwar nicht eindeutig, da einerseits der Darm beteiligt ist und beim Reizdarmsyndrom eine erhöhte Durchlässigkeit, eine subklinische Vergiftung Ursache sein kann, andererseits auch eine direkte allergische Reaktion gewisser Hirnareale nicht ausgeschlossen werden kann, ähnlich wie wir es bei der Migräne kennen.

Patientenbeispiel 4
Auf einen ähnlich gelagerten Fall stieß ich im Rahmen einer Schiffsreise, auf der ich einen Vortrag über die Glutenunverträglichkeit hielt. Nach dem Referat sprach mich ein 79jähriger, rüstig und gesund wirkender Herr an und schilderte mir seine gesundheitlichen Probleme. Seit circa zwei Jahren spürte er vermehrt depressive Stimmungen und unerklärliche Panikattacken. Seine Ärzte diagnostizierten eine Altersdepression und verordneten Antidepressiva und Psychopharmaka.

Sein Problem war nun, dass er ohne die Medikamente unter Depressionen, Ängsten und Panikattacken litt und mit ihnen, auf Grund der Nebenwirkungen, auch nichts von der schönen Reise hatte. Ich akupunktierte ihn und da man die Akupunktur auch zur Diagnostik heranziehen kann, konnte ich seine Problematik sehr schnell auf den Darm begrenzen. Ich testete zunächst Maisbrot, das ihn nicht schwächte, gegen Vollkornbrot, das zu einer sofortigen Schwächung der Muskulatur führte, so dass hier gleich der Verdacht der Glutenunverträglichkeit im Raum stand. Ich erklärte ihm die vermutliche Ursache seiner Erkrankung und empfahl ihm glutenfreie Kost, die auf dem Schiff problemlos möglich war.

Bereits nach drei Tagen sprach er mich erneut an und bedankte sich für den guten Rat: „Mir geht es schon so viel besser, dass ich meine Medikamente schon mehr als halbiert habe. Ich glaube, ich kann sie in den nächsten Tagen ganz absetzen."

Da nach neusten Erkenntnissen Zonulin auch die Blut-Hirnschranke öffnet, ist es möglich, dass Gliadin, oder Gliadin-Antikörper das Gehirn direkt erreichen können und möglicherweise neurotoxisch wirken. Hier ist noch Forschungsbedarf.

11.3 Herzrhythmusstörungen, Arthrose im Daumengrundgelenk, Schulter-Armsyndrom – Gibt es einen kausalen Zusammenhang mit Gluten?

Patientenbeispiele 5 und 6

Vor Jahren suchte mich der damals 23 Jahre alte Sohn eines Freundes auf, weil er Schmerzen im Daumengrundgelenk hatte. Ich hielt eine orthopädisch-fachärztliche Begutachtung für sinnvoll und sah den jungen Mann erst ein halbes Jahr später wieder in meiner Praxis. Er verlangte nun einen laboranalytischen Status, weil er sich nicht wohl fühlte. Auf die Frage, was sein Daumengrundgelenk mache, sagte er: „Es schmerzt immer noch unter Belastung. Der Orthopäde sagte, man könne nichts machen, das sei einfach Verschleiß." Ein Verschleißproblem in jungen Jahren gibt es des Öfteren, allerdings im Zusammenhang mit einer Glutenunverträglichkeit. Also ließ ich neben den üblichen Laboruntersuchungen, die alle im Normbereich lagen, auch die für Glutenunverträglichkeit notwendigen Blutuntersuchungen durchführen, die, für mich nicht überraschend, eine extreme Glutenunverträglichkeit erbrachten.

Nach entsprechender diätetischer Beratung bat ich ihn, seine Eltern zu informieren, da die Glutenunverträglichkeit vererbbar ist. Sein Vater rief mich kurz darauf an und sagte: „Ich muss das auch haben. Immer, wenn ich Brot esse, bekomme ich Herzrhythmusstörungen." Nach drei Tagen glutenfreier Kost wurde bei ihm ein EKG gemacht, das völlig in Ordnung war. Anschließend ging er zum Pizzaessen und erschien umgehend wieder mit Herzrhythmusstörungen in der Praxis. Die nun durchgeführten Blutuntersuchungen bestätigten die Vermutung der vererbbaren Glutenintoleranz. Er erzählte, dass er im Verlauf von drei Jahren mehrere Kardiologen aufgesucht hatte und alle möglichen Antiarrhythmika ohne durchschlagenden Erfolg eingenommen hatte. Nur die Nebenwirkungen seien spürbar gewesen.

Nun folgten acht Wochen mit glutenfreier Kost, in denen er erstmalig seit drei Jahren über diesen Zeitraum hinweg keine Herzrhythmusstörungen spürte. Nach dieser Zeit ging er in eine Pizzeria und aß nur Pizzabrot, ohne jeglichen Belag, um für sich sicher auszuschließen, dass nicht Wurst oder Käse die Auslöser der Arrhythmien sein könnten. Kaum eine Stunde später stellten sich wieder seine Rhythmusstörungen ein.

Nun fiel ihm ein, dass, wenn es ihm früher schlecht ging, er bis zu zehn Tagen nur Kartoffeln gegessen hatte, bis es ihm wieder besser ging. Die Auslassdiät zeigte in diesem Fall wieder einmal ihre Berechtigung.

Seinen Sohn sah ich erst zwei Jahre später wieder. In dieser Zeit hatte er weitgehend gluten- und beschwerdefrei gelebt. In einem vierwöchigen Urlaub in Florida hatte er alles gegessen und seiner Meinung nach auch glutenhaltige Kost vertragen. Danach war er der Meinung, dass sich das zu Hause weiter fortsetzen ließe. Er kam dann allerdings mit einem Schulter-Arm-Syndrom in die Praxis, das sich durch Akupunktur und Therapie wiederum eindeutig auf Gluten zurückführen ließ.

Erklären kann man die Zusammenhänge über das System Lunge/Dickdarm: Alles, was sich an den Häuten als Erkrankung zeigt, z.B. an den Gelenkschleimhäuten, hat seinen Ursprung im Darm. Deshalb muss der Darm immer in Form von Auslassdiät und Ernährungsumstellung auf gluten- und milchfreie Kost mittherapiert werden.

Patientenbeispiel 7
Ein ähnlich gelagerter Fall: Im Sommer 2002 kurte Frau M., damals 72 Jahre alt, im Rahmen einer dreiwöchigen ambulanten Rehabilitationskur in unserer Klinik wegen zunehmend wechselnder Gelenkbeschwerden. Ihre Blutwerte waren unauffällig, die Rheumafaktoren negativ. Kirlianfoto und Kinesiologie wiesen den Weg zur glutenfreien Kost. Nebenbefundlich litt sie seit Jahren unter Herzrhythmusstörungen, wobei ihr die Nebenwirkungen der Medikamente mehr zusetzten als die Rhythmusstörungen selbst. Sie traute sich allerdings nicht, diese abzusetzen, da ihr Internist bedrohliche Folgen wie Schlaganfall und Herzinfarkt usw. vorausgesagt hatte. Sie fastete fünf Tage und aß anschließend gluten- und kuhmilchfreie vegetarische Vollwertkost.

Innerhalb dieser drei Wochen besserten sich die Gelenkbeschwerden, über die Herzbeschwerden wagte sie noch nicht zu urteilen, da wir die Medikamente selten sofort absetzen und sie in diesem Falle belassen hatten. Beschwerden hatte sie keine.

Im Jahr 2003 fastete Frau M. nochmals im Rahmen einer Wellnesswoche und stellte sich gleich zu Beginn in der Sprechstunde vor: „Ich bin gesund. Ich habe in den Wochen nach der Kur meine Medikamente Zug um Zug halbiert und dann ganz weggelassen und habe, wie sie es vorausgesagt haben, keine Herzrhythmusstörungen mehr. Meine Gelenkbeschwerden sind nur noch belastungsabhängig spürbar. Für den

Hausgebrauch geht es mir gut. Ich esse, soweit ich es feststellen kann, 100% gluten-frei und kuhmilcharm. Jetzt möchte ich noch einmal zum Entgiften und Entschlacken fasten."

11.4 Hypertonie, Herzrhythmusstörungen und glutenfreier Schinken – Ein interaktives Geschehen?

Patientenbeispiel 8
Herr T. kurte im Sommer 1999 wegen allgemeiner Erschöpfung und Rückenbeschwer-den im Kurhaus Dhonau/Bollants im Park. Er war damals 61 Jahre alt. Medikamente nahm er seit Jahren gegen Herzrhythmusstörungen und Bluthochdruck. Wegen leich-ter Adipositas und seinem Gesamtzustand wollte er gerne ein paar Tage fasten. Schon in den ersten Tagen mussten seine Medikamente reduziert werden, da ein plötzlich sehr niedriger Blutdruck ihm Probleme bereitete. Er setzte alle Medikamente ab, der Blutdruck normalisierte sich und seine Herzrhythmusstörungen spürte er auch nicht mehr. Unter der nachfolgenden glutenfreien Kost änderte sich nichts. Herzrhythmus und Blutdruck blieben stabil.

Ein Jahr später rief mich Herr T. vor einer Reise nach Gran Canaria an und berichtete, dass er bewusst immer noch 100% glutenfrei esse. Er wollte seine glutenfreie Ernäh-rung im Urlaub nun auch fortsetzen. Ich gab ihm ein paar Tipps. Nach dem Urlaub rief er mich nochmals an und berichtete von seinen Erfahrungen. Er hatte dort einen spa-nischen Bioladen entdeckt und sich dort mit glutenfreien Nahrungsmitteln eingedeckt. Dabei stieß er auf einen Trockenschinken mit einem Aufkleber „sin Gluten". Nachfra-gen ergaben, dass Schinken, außer Trockenschinken (!), gerne mit Gluten behandelt wird, da Gluten zum einen Eiweiß bindet, was besonders bei Kochschinken wichtig ist, und zum anderen Wasser im Schinken bindet, was sein Gewicht erhöht und ihn auch geschmacklich verbessert.

Ich habe über meine Patienten bei deren Metzgern nachfragen lassen, inwieweit diese Gluten verwenden. Alle, die mit Gewürzmischungen arbeiten, verarbeiteten auch Glu-ten. Dies ist in den Gewürzmischungen enthalten, die der Wurst im Verhältnis 5g rei-nes Gluten auf 1kg Fleisch zugemischt werden. Hier haben wir einen wichtigen Hin-weis auf verstecktes Gluten in der Nahrung.

11.5 Chronischer Nasennebenhöhleninfekt, Brotschnupfen und Weizengicht, Kuhmilchunverträglichkeit

Patientenbeispiel 9

Frau J. stellte sich in unserer Praxis vor und beklagte ischialgieartige Schmerzen mit Ausstrahlungen in das rechte Bein sowie Schmerzen in den Knien schon bei geringer Belastung. Nebenbefundlich ergab sich, was sie allerdings durch jahrelange Gewöhnung als unabwendbar ansah, ein chronischer Nasennebenhöhleninfekt. „Die Nase ist immer zu und läuft fortwährend", so ihr Kommentar.

Diagnostisch ergab sich eine Glutenunverträglichkeit, wie so oft gepaart mit der Kuhmilchunverträglichkeit. Nach wenigen Tagen Auslassdiät besserten sich die Beschwerden in der Nase auffallend, sie konnte deutlich freier atmen, während die restlichen Schmerzen erst einmal unverändert blieben. Früher sprach man in einigen Regionen vom so genannten *Brotschnupfen*, woraus zu schließen ist, dass der Zusammenhang von Brot als maßgeblichem Glutenträger und damit Verursacher von Schnupfen bekannt war. Man sprach früher auch von der *Weizengicht*, da man wusste, dass Weizen im Übermaß rheumatische Beschwerden verursachen kann.

Milch mit Honig wurde früher gerne Kindern bei akuter Bronchitis mit zähem Schleim gegeben, damit die Kinder besser abhusten konnten. Die erwärmte Milch wurde mit Honig gesüßt, da Honig ein idealer und gesunder Energieträger ist. Da Milch einen weichen Schleim bildet, nutzt man sie in dieser Situation, weil sie den zähen Schleim ablöst, der dann leichter abgehustet werden kann. Die schleimbildende Wirkung der Milch lässt aber im Gesundungsprozess nicht nach und ist genau genommen auch beim „Gesunden" nachweisbar. Dies kann als Indikator für eine Kuhmilchunverträglichkeit gewertet werden.

11.6   Nasennebenhöhlenpolypen und Diarrhoe

Patientenbeispiel 10

Vor Jahren brachte eine Mutter ihren damals 8 Jahre alten Sohn in die Sprechstunde, da er seit Wochen unter bis zu zehn Durchfällen täglich litt. Die Kinderfachärzte waren ratlos. Für sie war eine Ursache nicht diagnostizierbar. Die symptomatische Behandlung mit den üblichen Antidiarrhoeika brachte keine wirkliche Besserung.

Die Kirlianfotografie und die kinesiologische Testung zeigten sehr schnell den Weg zur glutenfreien Kost. Da eine Ernährungsumstellung Zeit braucht, bestellte ich die beiden zur weiteren Therapie nochmals nach drei Wochen in meine Praxis. Die Stuhlgangfrequenz hatte sich schon auf dreimal täglich unter glutenfreier Kost reduziert. Als nebenbefundlich relevant berichtete die Mutter, dass das Kind nachts absolut ruhig und vor allem mit geschlossenem Mund schlafe. Dies war vordem nicht so, denn Nasennebenhöhlenpolypen waren zuvor diagnostiziert worden, die sich in den folgenden Wochen zurückbildeten und nicht mehr operiert werden mussten. Ergänzend sei erwähnt, dass es probate homöopathische Begleitmittel (Synergon Nr. 20 und Luffa Synergon Nr. 70) gibt, die allerdings in dem hier geschilderten Fall nicht eingesetzt werden mussten.

11.7   „Schreikind" und Nabelkoliken

Patientenbeispiel 11

Im März 2003 brachte ein junges Elternpaar ihr drei Monate altes Baby in unsere Praxis, das beständig schrie. Die Kinderärzte konnten keine Ursache erkennen. Symptomatische Therapieversuche brachten allenfalls eine Linderung. Auf Befragen der Mutter erklärte sie, dass das Baby voll gestillt werde und besonders kurz nach dem Stillen schreie und augenscheinlich unter Krämpfen im Bauch leide. Auf die Frage: „Was essen Sie denn?" erklärte sie: „Ich ernähre mich vollwertig mit vielen gesunden Vollkornprodukten, esse wenig Fleisch, aber auch wegen des Kindes viele Milchprodukte." Nun bat ich die Mutter, das Kind auf den Arm zu nehmen und mit der linken Hand die linke Hand des Kindes auf dessen Brust zu halten. Über die Muskelkraft des rechten Arms der Mutter konnte ich nun sehr einfach die Gluten- und Kuhmilchintoleranz des Kindes ertesten. Ich riet der Mutter, ab sofort auf Getreide (Weizen, Roggen, Gerste, Dinkel und Hafer) und jegliche Kuhmilchprodukte zu verzichten, da die Inhaltsstoffe über die Muttermilch das Kind erreichten und die Beschwerden auslösten, vergleichbar mit Babys, die mit wundem Po reagieren, wenn die Mütter während der Stillphase Orangensaft trinken.

Die Mutter rief mich einige Tage später an und berichtete, dass das Baby schon Stunden später ruhiger wurde und nur dann noch schrie, wenn es Hunger hatte, was ja natürlich ist.

11.8   Hypoglykämische Schocksituationen (Unterzucker)

Patientenbeispiel 12

Im Sommer 2002 kam eine 46jährige Pfarrerin spontan auf Empfehlung einer Heilpraktikerin in unsere Kurklinik, da sie sich auf Anraten ihrer Fachärzte einer Bauchspeicheldrüsen-Operation unterziehen sollte, die Einweisung schon in den Händen hielt, sich aber noch nicht endgültig für diesen Eingriff entscheiden konnte.

Ihre Beweggründe waren folgende: Sehr plötzlich litt Frau D. unter Zuckermangel mit oft bedrohlichen Werten um 20mg%, die sie selbst mit den heute üblichen Tests für Diabetiker feststellte. Normal sind Werte zwischen 70 und 100mg%. Die Situationen stellten sich unvermittelt und plötzlich ein, so zum Beispiel während der Autofahrt auf der Autobahn mit Verschwommensehen und Doppelbildsehen als Begleitsymptomen. Für die Nächte hatte sie sich mehrere Wecker besorgt, die im Abstand von 2 Stunden klingelten, damit sie dann essen konnte. Ohne diese Maßnahme hätte sie die Sorge gehabt, im Unterzuckerschock nachts versterben zu können. Man kann sich vorstellen, wie entnervt diese Patientin allein durch die Schlafstörungen war.

Die Schulmedizin war zu dem Schluss gekommen, dass es sich ursächlich um einen Bauchspeicheldrüsenkrebs handeln müsse, der nur operativ lokalisiert und dann entfernt werden müsse. Dazu lag die Einweisung bereits vor.

Auf Grund meiner Untersuchung empfahl ich Frau D., sofort mit einer gluten- und kuhmilchfreien Kost zu beginnen. Nach einer Woche hatte sie ihre Wecker abgestellt und traute sich wieder, normal lang zu schlafen, da die Blutzuckerwerte wieder völlig unauffällig waren.

Es ist davon auszugehen, dass es viele Menschen mit ähnlichen Beschwerden gibt, die durch die gluten- und kuhmilcheiweißfreie Diät vor unnötigen operativen Eingriffen verschont werden könnten.

11.9 Diabetes mellitus

Bei Diabetes mellitus gibt es keine spektakulären Erfolge. Es waren in der Regel Menschen zwischen 50 und 70, bei denen Diabetes nur eine unter mehreren Erkrankungen war. Meist sehen wir die Menschen nur während ihrer Erkrankung und hören später, dass es ihnen besser geht oder sie wieder gesund sind.

Auch in der Fachpresse liest man noch wenig über den Zusammenhang von Gluten und Diabetes mellitus. In einer Fachzeitschrift war zu lesen, dass Kleinkinder, sobald sie kauen können und mit Vollkornbrot gefüttert werden, ab dem 5. Lebensjahr signifikant häufiger unter juvenilem Diabetes leiden. Ein Artikel (aus Minerva Gastroenterol Dietol. 1998 Mar. 44 1: 1-5 Association between insulin dependent diabetes mellitus and coeliac diseases. A study on 175 diabetes patients) belegt eindeutig den Zusammenhang zwischen der Glutenunverträglichkeit und Diabetes mellitus.

Wie weit glutenfreie Kost zu einer Besserung oder Heilung führt, muss im Einzelfall ausprobiert werden. Glutenfrei essen widerspricht keiner Diabetesdiät.

11.10 Fehlgeburten und Frühaborte im Zusammenhang mit Glutenintoleranz

Eine Fehlgeburt (Abort) bedeutet das Absterben eines Embryos oder die frühzeitige Geburt eines Kindes vor dem Erreichen der Überlebensfähigkeit. Wenn ein Kind ein Geburtsgewicht von weniger als 500g hat, dann wird bereits von einer Frühgeburt gesprochen, da der heutige Stand der Kinderheilkunde theoretisch ein Überleben möglich macht.

Aborte sind ein recht häufiges Ereignis. 11-15% aller Schwangerschaften enden vorzeitig. Diese Zahl gilt nur für die Schwangerschaften, die mit Ultraschall oder durch die Bestimmung des Schwangerschaftshormons diagnostiziert wurden. Mit speziellen

Untersuchungen konnte man feststellen, dass circa 70% aller Schwangerschaften schon vor dem Zeitpunkt der erwarteten Regelblutung „abgehen" und von der Frau nicht erkannt werden, da die Regelblutung pünktlich einsetzt.

Konsequenz: Bei versagtem Kinderwunsch sollte man (die Ärzte) nicht immer gleich an künstliche Insemination denken, sondern an Heilfasten, Auslassdiät bezüglich Gluten oder eventuell an eine Kur nach Pastor Felke, die ein breites Spektrum naturheilkundlicher Anwendungen und Therapien umfasst.

11.11 Chronische Gastritis

Patientenbeispiel 13
Im März dieses Jahres suchte eine Mutter mit ihrer 10jährigen Tochter in unserer Praxis nach dem „Rettungsanker". Das Kind litt seit Oktober relativ häufig unter plötzlich auftretenden Magenschmerzen, so dass drei Krankenhausaufenthalte mit zweimaliger Gastroskopie notwendig waren. Die übliche symptomatische Therapie brachte nur eine Linderung, so dass Fehlzeiten in der Schule mit deutlichem Leistungsabfall folgten.

Die Magenschmerzen waren morgens besonders schlimm. Bereits das Kirlianfoto zeigte eindeutig die Ursache. Nach der Ernährungsberatung stellte die Mutter sofort die Kost um auf gluten- und kuhmilchfreie Nahrungsmittel. Der Erfolg stellte sich prompt innerhalb weniger Tage ein. Die Mutter hat die gleiche Kost für sich als richtig erkannt und hatte eine Woche später selbst einen Beratungstermin. Zu Beginn berichtete sie: „Ich spüre, dass ich keinen Magen mehr habe", womit sie sagen wollte, dass sie seit Jahren an unterschwellige Magenschmerzen gewöhnt war. Ihr ursprünglicher Grund für die Vorstellung bei einem Arzt waren eigentlich Gelenkbeschwerden, die sich allerdings unter der Diät auch schon gebessert hatten.

11.12 Reizmagen und Adipositas (Fettsucht)

Bei adipösen (fettsüchtigen) Patienten stelle ich immer die Frage: „Kann es sein, dass sie nur schwer ein Sättigungsgefühl erreichen?" Diese Frage wird oft mit ja beantwortet. Dahinter verbirgt sich ein so genannter Reizmagen ohne spürbares Schmerzbild.

Der Magen erreicht nie eine vollständige Füllung und demzufolge verspürt der Patient nie ein Sättigungsgefühl. Der Hunger bleibt – und die Nahrungsaufnahme steigt.

Auch hier ist in vielen Fällen Gluten die Ursache. Die Erfahrungen in unserem Kurhaus zeigen, dass bei vielen Patienten nach Umstellung auf glutenfreie Kost, das Sättigungsgefühl sehr viel früher einsetzt und dass sich dadurch eine Gewichtsreduktion (bis zu 30 kg in sechs Monaten) ohne Fasten einstellt.

Viele Menschen berichten zu Beginn der glutenfreien Kost von einigen Kilogramm Gewichtverlust in den ersten Wochen.

11.13 Seronegatives Rheuma und Weizengicht

Patientenbeispiel 14
Zum Jahreswechsel 2001/2002 kurte eine 26jährige Stewardess in unserer Klinik wegen rheumatischen Beschwerden in den Händen. Besonders früh morgens beklagte sie die bei Rheuma übliche Morgensteifigkeit der Finger und Hände, die ihr vor allem auf Frühflügen bei der Versorgung der Passagiere Probleme bereiteten. Ein Rheumatologe konnte mit seinen Untersuchungen (Labor und Röntgen) kein Rheuma diagnostizieren und sagte sinngemäß: „Sie haben kein Rheuma, damit müssen wir leben." Damit entließ er sie.

Unter einem fünftägigen Heilfasten besserte sich das Leiden schon deutlich. Eine weitere Besserung brachte die glutenfreie Kost. Die junge Frau kam nochmals im Mai und berichtete folgendes: „Wenn ich absolut glutenfrei esse, bin ich völlig beschwerdefrei. Esse ich einmal in der Woche Weißbrot, habe ich keine spürbaren Probleme. Esse ich zweimal weißes Brot, dann habe ich wieder für circa fünf Tage meine rheumatischen Beschwerden."

11.14 Psoriasis (Schuppenflechte) und Arthritis psoriatica

1993 wurde in einer Studie verkündet, dass 16% der Psoriasispatienten Gliadin-Antikörper aufweisen. Dieselbe Forschergruppe berichtete im Jahr 2000 im *British Journal of Dermatology* von einer erweiterten Studie. 33 Personen mit Psoriasis, die Gliadin-

Antikörper aufwiesen, wurden mit 6 Probanden verglichen, die keine Antikörper hatten. Alle Teilnehmer sollten drei Monate glutenfrei essen. 30 der Psoriasis-Probanden mit Gliadin-Antikörpern aßen konsequent glutenfrei. Danach zeigte sich eine deutliche Besserung der Schuppenflechte. Die Psoriasis-Patienten ohne Antikörper zeigten keine Besserung. Nach glutenfreier Kost war bei 82 % der „Antikörper"-Stichprobe eine Besserung erkennbar. Unter der folgenden Normalkost verschlechterte sich das Krankheitsbild wieder bei 18 von 30 Patienten.

11.15 Gluteninduzierte Hepatitis

Patientenbeispiel 15

Frau M. sprach mich nach einem Vortrag auf ihre erhöhten Leberwerte an. Sie fühlte sich eigentlich nicht krank. Ihr Internist war der Meinung, dass sie auf Grund der sehr hohen Werte (Gamma GT um 460, Normalwert 30) Alkoholikerin sein müsse. Er sagte zu ihr sinngemäß: „Ich möchte sie mal zu einem Freund zur Beratung schicken. Er ist Drogenberater und auf Alkoholprobleme spezialisiert." Auf ihren Protest, dass sie seit Jahren wegen der Leberwerte keinen Alkohol mehr trinkt, antwortete er: „Wir wissen ja, das Alkoholiker immer lügen, deshalb möchte ich das mit Ihnen überhaupt nicht diskutieren."

Ihre Verärgerung über diese Aussage übertrug sie auf alle Ärzte. Sie wollte sich deshalb nicht in weitere Behandlung begeben, war dann aber doch durch den Vortrag über Gluten neugierig geworden. Ich empfahl ihr eine Auslassdiät bezüglich gluten- und kuhmilchhaltiger Kost. Nach vier Wochen rief sie mich an und berichtete, dass ihre Werte sich mehr als halbiert hatten. Einige Wochen später lagen sie bereits unter 100.

Dieser Fall steht für eine Vielzahl von Personen, bei denen eher nebenbefundlich über erhöhte Leberwerte gesprochen wurde und keine Therapie erfolgte, da virale Infekte und toxische Belastungen ausgeschlossen wurden und demgemäß die Schulmedizin keine Therapien anbieten konnte. Medikamentös begleitetend hat sich hier die Mariendistel bewährt (z.B. *Hepatos Mariendistel Hevert, Derivatio Pflüger* oder *Chelidonium Synergon 55, Kattwiga*).

11.16 Ischialgien, Hexenschuss und hohe Infektanfälligkeit

Patientenbeispiel 16

Herr V., inzwischen 62 Jahre alt, kam in den 90er Jahren häufig mit Infekten der Nasennebenhöhlen sowie der Bronchien und nahezu jährlich mit „Hexenschuss", akuter Lumbago oder Ischialgien in unsere Praxis. Die Behandlung erfolgte damals symptomatisch durch *Symbioselenkung*, homöopathische Komplexmittel und Akupunktur, bis wir um die Jahreswende 2000 mit den neuen Blutuntersuchungen die Ursache in der Glutenunverträglichkeit erkannten. Dem Patienten wurde eine glutenfreie Kost empfohlen, ob er sich auch daran hielt, war zu diesem Zeitpunkt nicht überprüfbar.

Herr V. rief mich vor dem Antritt eines geplanten dreiwöchigen Spanienurlaubs mit der Frage an, wie er sich dort glutenfrei ernähren solle. Ich machte ihm folgenden Kompromissvorschlag: morgens Obst und weiße Brötchen oder Toastbrot (weil das noch besser vertragen wird als Brötchen), mittags und abends warm essen und auf die Brotbeilage verzichten, dafür Reis oder Kartoffeln (und Nudeln nur im Ausnahmefall) als Beilagen wählen. Mit diesen Empfehlungen kam Herr V. so gut zurecht, dass er sich vornahm, zu Hause weiter so zu essen. Diesen Vorsatz hielt Herr V. leider nicht durch. Nach wenigen Wochen kam er wieder mit schmerzgebeugter Körperhaltung zur Akupunktur. Sein Ischias hatte sich wieder gemeldet.

Seit diesem Zeitpunkt isst er konsequent glutenfrei und hat keine Arbeitsausfallzeiten auf Grund von Infekten oder Rückenbeschwerden mehr.

Patientenbeispiel 17

Vor Jahren schlich ein 27jähriger Mann, gebeugt von Schmerzen, mit der linken Hand die linke Gesäßhälfte haltend, in mein Sprechzimmer. Seit sechs Wochen befand er sich in der Behandlung seines Hausarztes sowie eines Orthopäden, eines Neurologen und einer Physiotherapeutin. Diagnostisch war ein Bandscheibenvorfall mit allen Möglichkeiten ausgeschlossen worden. Die Schmerzen strahlten bis in den Fuß aus. Durch die beständigen Schmerzen war er nervlich sehr angespannt und hatte zusätzlich Magenbeschwerden durch die vielen Schmerzmittel. Auch Cortisoninjektionen in die Schmerzregion hatten keine Besserung gebracht.

Das Kirlianfoto zeigte eindeutig die Störung der physiologischen Software des End-
darms. Seine Reaktion auf meine diagnostische Aussage war: „Das kann nicht sein,
denn ich habe täglich regelmäßig Stuhlgang." Dem Patienten musste nun erklärt werden, dass regelmäßiger Stuhlgang sehr wichtig ist, dies aber nur ein organisches Hard-
warephänomen darstellt. Um ihm den Unterschied klar zu machen, akupunktierte ich
am linken Ohr mit drei Nadeln im Darmsegment, wobei ich den exakten Sitz kinesiologisch überprüfte. Nun bat ich ihn aufzustehen, worauf er spontan feststellte, dass
sich die Schmerzen deutlich vermindert hatten. Durch diesen ersten Erfolg war er nun
für weitere Therapien offen. Er fastete über sieben Tage, der Darm wurde in dieser Zeit
dreimal im Zuge der Colonhydrotherapie gereinigt, er wurde täglich akupunktiert und
physiotherapeutisch behandelt. Nach dem Heilfasten wurde die Kost glutenfrei aufgebaut. Nach 14 Tagen war von der Ischialgie nichts mehr zu spüren.

11.17 Divertikulose (Dickdarmwandschwäche) und Erschöpfung

Patientenbeispiel 18
Die Lehrerin Frau S. kurte im Jahre 2001 im Rahmen einer stationären Heilbehandlung
in unserem Haus. Die Kur war als vorbereitende Maßnahme zu einer operativen Ent-
fernung einer Verengung des Dickdarmes bewilligt worden, weil sie sich auf Grund
ihrer psychovegetativen Erschöpfung zu dem Zeitpunkt einer Operation nicht gewach-
sen fühlte. Die Lage war für die Patientin besonders ernst, weil ein rezidivierender
Divertikulitis einen Abschnitt des Darms bereits derart verengt hatte, dass ein plötzli-
cher Verschluss eine Notoperation mit all ihren Folgen notwendig hätte machen können.

Da Divertikulose grundsätzlich auch durch eine Glutenintoleranz mitverursacht werden
kann, habe ich Frau S. nach ein paar Tagen der Akklimatisation zum Heilfasten, unterstützt durch Colonhydrotherapie, und nachfolgend für den Aufbau zu gluten- und
kuhmilchfreier Kost geraten. Da es bei solch schweren Darmerkrankungen erfahrungsgemäß zu Vitamin- und Mineralmangelerscheinungen kommt, wurden über 14 Tage
mit abnehmender Häufigkeit Infusionen und Injektionen mit wechselnder Zusammensetzung verabreicht. Insbesondere kamen dabei Calcium und Vitamin B6 zum Einsatz.
Frau S. erholte sich sehr schnell, lebte sichtlich auf, spürte deutlich die steigende Leis-
tungskraft und hatte seit Jahren erstmalig wieder keine Bauchschmerzen mehr.

Zu Hause wurde nochmals operationsvorbereitend ein Kontrastmitteleinlauf durchgeführt, der eine so deutliche Erweiterung der Verengung zeigte, dass keine Gefahr von einem Verschluss drohte, so dass sie sich nicht mehr operieren lassen musste und überzeugt weiter gluten- und kuhmilchfrei aß.

Inzwischen konnte festgestellt werden, dass bei jeder Divertikulose oder Divertikulitis eine Glutenintoleranz festzustellen war.

11.18 Chronisches Bauchschmerzsyndrom

Patientenbeispiel 19
Frau S. war bereits 67 Jahre alt, als sie zur ersten Konsultation in unsere Praxis kam. Sie litt seit Jahrzehnten an Bauchschmerzen, wobei die letzten 20 Jahre die schlimmsten waren. In dieser Zeit, so berichtete sie, wurde sie dreimal am Bauch operiert. Zweimal sei sie dabei dem Tod sehr nahe gewesen. Einmal wurden Adhäsionen gelöst und dabei versehentlich der Darm verletzt, so dass es zu einer schweren, beinahe tödlichen Sepsis kam. Den Verlauf der anderen Operation konnte sie nicht genau erklären. Sie wusste nur, dass sie längere Zeit auf einer Intensivstation verbringen musste und auch dabei mit dem Tode rang. Aus der Schilderung ihrer Ernährungsgewohnheiten, der Kirlianfotografie und der kinesiologischen Testung lag der Verdacht auf eine mögliche Glutenintoleranz nahe. Nach einer ausführlichen diätetischen Beratung bat ich Frau S., sich nochmals nach Ablauf einer 14-tägigen gluten- und kuhmilchfreien Kost erneut vorzustellen. Laboruntersuchungen konnten aus Kostengründen nicht vorgenommen werden.

Nach drei Wochen zeigte sich Frau S. wieder in der Praxis. Auf die Frage: „Wie fühlen Sie sich jetzt?" antwortete sie mit einem überzeugenden „Gut". Auf die Frage: „Was bedeutet für Sie gut?" antwortete sie: „Seit 20 Jahren ist mein Leben jetzt wieder lebenswert. Ich hatte schon circa drei Tage nach Beginn der glutenfreien Kost keine Bauchschmerzen mehr. Und das erstmalig seit 20 Jahren." Danach habe ich sie, wie so viele andere Menschen, denen es unter glutenfreier Kost gut geht, nicht mehr gesehen.

11.19 Multiple Sklerose und Glutenintoleranz – Gibt es ursächliche Zusammenhänge?

In unserer naturheilkundlichen Perspektive gibt es definitiv Hinweise darauf, dass dem so sein könnte. Zum einen konnten nie Bakterien, Pilze oder Viren als Auslöser der Krankheit identifiziert werden, zum anderen hatte *Fratzer* mit seiner Diät schon gute Erfolge, die nur von denen bestritten wurden, die sie nie klinisch überprüft haben. Das ist besonders bedauernswert, weil die Schulmedizin gerade bei dieser Erkrankung nur über ein dürftiges Therapieangebot verfügt (Vgl.: Fratzer U: Schach der MS. Bestandsaufnahme und neue Strategie gegen Multiple Sklerose. Printul Verlag, München, 1993).

Blutuntersuchungen von Multiple Sklerosekranken zeigen jeweils die Glutenintoleranz. Daraus folgend ist jedem MS-Kranken grundsätzlich die glutenfreie Kost mindestens als Begleittherapie zu empfehlen. Ergänzend sind Gaben von Calcium EAP in Drageeform und Injektionen nach Bedarf empfehlenswert. Aus meiner Sicht regelt sich der Bedarf an Injektionen durch die Reaktion des Patienten bei der intravenösen Injektion. Calcium EAP kann recht zügig gespritzt werden. Reagiert der Patient überhaupt nicht oder sehr spät mit Wärmegefühl, so liegt meist eine akute Situation vor. Reagiert er sehr schnell, so ist ein Schub eher unwahrscheinlich und die Injektionsabstände können erweitert werden.

Über die kinesiologische Testung stellen wir immer wieder fest, dass bei akutem Schub die Nosode MS (Staufenpharma) in einer tiefen Potenz (D5/D6) zu probieren ist, während Patienten im ungefährdeten Intervall auf höhere Potenzen (D15/D30) reagieren.

Patientenbeispiel 20

Nun zu einem konkreten Fall: Im Jahre 2002 beobachtete ich in unserem Kurpark eine junge Frau, die, auf der einen Seite durch eine Gehstütze stabilisiert und auf der anderen Seite durch eine Begleiterin gestützt, durch den Park ging. Sie verbrachte ein verlängertes Wellnesswochenende in unserem Hause. Während ihr Mann sich um ihre kleinen Kinder kümmerte, sollte sie sich von einem akuten Schub erholen. Die Cortisonbehandlung im Krankenhaus hatte keine wesentliche Besserung gebracht.

Da das unsichere Gangbild auf MS hindeutete, sprach ich die Frau darauf an. Im Gespräch erklärte ich ihr die mögliche Ursache ihrer Erkrankung und empfahl ihr, versuchsweise die glutenfreie Kost in unserem Hause auszuprobieren. Nach vier Tagen sah ich besagte Frau ohne Gehstütze in Begleitung ihrer Freundin. Sie strahlte und freute sich über die überraschende und erstaunlich schnelle Besserung ihrer Beschwerden durch die glutenfreie Ernährung.

11.20 Koronare Herzerkrankung

Patientenbeispiel 21

Im Februar 2003 hatte Herr T. einen Termin in meiner Sprechstunde vereinbart. Ich kannte ihn schon lange, da er seine Frau immer begleitete, die unter einem *Sjögrensyndrom* litt, das sich unter glutenfreier Kost zurückgebildet hatte. Er erschien immer als der Gesunde in der Beziehung und hatte auch keinen Zugang zur Naturheilkunde gefunden, obwohl er anerkannte, dass dieser Weg seiner Frau geholfen hatte.

Nun kam er, weil er im Herbst 2002 Herzbeschwerden bekam und bei einer Herzkatheteruntersuchung Gefäße aufgedehnt und Stunts gesetzt werden mussten. Man hatte ihm angeraten, im Abstand von sechs Monaten nochmals eine Herzkatheteruntersuchung zur Kontrolle durchführen zu lassen. In seinem Fall zeigte unsere Diagnostik auch labortechnisch, dass hier ursächlich eine Glutenunverträglichkeit vorlag.

Herr T. buchte eine Wellnesswoche mit fünftägigem Heilfasten und begleitender Colonhydrotherapie, um eine Ernährungsumstellung einzuleiten und einen Neuanfang mit glutenfreier Kost zu finden. Er stand sehr kritisch gegenüber dieser für ihn neuen Ernährungsform, obwohl seine Frau unbestrittenermaßen durch sie gute Erfolge hatte und schon seit längerem glutenfrei aß. Er war dann positiv überrascht, dass er sich sehr schnell, schon während des Heilfastens, wohler als bisher fühlte. So fand er problemlos Zugang zu der für ihn neuen Kostform.

Der Herzkatheter zur Kontrolle wurde wie geplant durchgeführt. Die Kardiologen registrierten sofort die natürliche Erweiterung der Herzkranzgefäße, hatten aber keine Erklärung dafür. Herr T. berichtete ihnen von seinem fünftägigen Heilfasten und der nachfolgenden inzwischen sechswöchigen konsequenten gluten- und kuhmilchfreien Kost. Mit der lapidaren Feststellung „Sehr schön" kommentierten die Kollegen diesen Erklärungsversuch und gingen wieder zur Tagesordnung über.

Patientenbeispiel 22

Im Jahre 2000 suchte mich ein damals 49jähriger Mann auf. Herr A. hatte im Alter von 45 Jahren einen Herzinfarkt erlitten. Er hat nie geraucht, immer Sport getrieben und seine Frau hat immer dafür gesorgt, dass er sich gesund ernährt. Das Vollkornbrot backte sie ihm aus diesem Grund selbst.

Nun kam er, weil er um den Brustkorb bandförmig ein Druckgefühl verspürte. Ein Belastungs-EKG habe, so erklärte Herr A., keine eindeutigen Indizien für eine koronare Herzerkrankung ergeben, aber auf Grund der Anamnese wolle man doch sicherheitshalber erneut eine Herzkathederuntersuchung durchführen.

Das Kirlianfoto zeigte deutliche Hinweise auf Allergien im Gefäßsystem. Bei der kinesiologischen Untersuchung führte Gluten zu einer deutlichen Schwächung des Testmuskels, so dass zur Abklärung Laboruntersuchungen angeschlossen wurden. Nach erfolgter Ernährungsberatung begann Herr A. umgehend mit der Umstellung auf glutenfreie Kost. Nach 14 Tagen, bei der Besprechung der Laborwerte, die eindeutig die Glutenintoleranz bestätigten, erklärte er, dass er schon wenige Tage nach Beginn der glutenfreien Kost kein Druckgefühl mehr verspürte.

Die einige Wochen später erneut durchgeführte Herzkathederuntersuchung zeigte gegenüber dem Status des 45sten Lebensjahres deutlich weitere Herzkranzgefäße. Verkalkungen bestanden zu keinem Zeitpunkt. – Auch in diesem Fall muss man von einer allergischen Verengung der Gefäße ausgehen.

11.21 Lymphödeme

Patientenbeispiel 23

Vor wenigen Wochen verbrachte ein älteres niederländisches Ehepaar einige erholsame Wellnesstage in unserem Kurhaus. Nach einem Vortrag sprach mich die Frau an. Seit Jahren litt sie unter einem therapieresistenten Lymphödem am rechten Bein. Sie sagte, sie habe alles probiert, in letzter Zeit habe sich der Zustand jedoch verschlimmert. Besonders nachts leide sie unter einem Brennen, so dass sie kaum noch schlafen könne. Sie sei total entnervt. Kalte Umschläge würden eine vorübergehende Linderung bringen.

Äußerlich machte ihre Haut einen sehr gespannten, aber intakten Eindruck, leicht überwärmt gegenüber dem linken Bein. Schon leichter Druck führte zu sehr starken reflexartigen Reaktionen. Nach ihrer Ernährung gefragt erzählte sie, dass sie sich schon seit Jahren „gesund" mit selbstgebackenem Vollkornbrot ernähre.

Nach meiner Untersuchung empfahl ich ihr, sofort auf glutenfreie Kost umzustellen. Schon nach wenigen Tagen ließ das Brennen nach, so dass sie seit Monaten erstmalig wieder durchschlafen konnte. Das Lymphödem zeigte erwartungsgemäß bei diesem kurzen Zeitraum noch keine Besserung, aber auch die Druckempfindlichkeit hatte sich auffallend gebessert.

11.22 Gluten als Auslöser der Zöliakie bei Kindern

Griesbrei war bis vor wenigen Jahren noch fester Bestandteil der Babynahrung. Jahrzehntelange Beobachtungen von pädiatrischen Gastroenterologen brachten die Gewissheit, dass bei Kindern, die erst ab dem 7. Monat Griesbrei (Gluten) erhielten, deutlich weniger das Auftreten der Zöliakie zu beobachten war. Man geht davon aus, dass ab circa dem 7. Monat das Immunsystem der Säuglinge ausgereift ist.

Dies ist ein wichtiger Hinweis auf die Qualität der Muttermilch bzw. auf die Notwendigkeit des Stillens von Säuglingen mindestens bis zu dem Zeitpunkt, an dem das Immunsystem der Säuglinge arbeitet.

11.23 Mundbrennen

Patientenbeispiel 24
Frau S. gönnte sich 2003 in Bollant's im Park einige Kurtage. Sie litt unter permanentem Brennen in der Mundhöhle, was zu allgemeiner Erschöpfung und Schlafstörungen führte. Eine reguläre Kur war abgelehnt worden.

Frau S. hatte wegen ihres unerträglichen Mundbrennens in den vergangenen Monaten schon mehrere Ärzte ohne Erfolg konsultiert. Nachdem sie von Kurgästen Erstaunliches über die Erfolge der glutenfreien Kost gehört hatte, suchte sie mich in meiner Praxis auf. Sie hatte, so wurde im Verlauf der Anamnese deutlich, das Mundbrennen früher schon einmal gehabt. Dann war es von selbst wieder verschwunden. Nun bestand es schon über Monate erneut und sprach auf die eingesetzten Medikamente überhaupt nicht an. Der Sichtbefund in der Mundhöhle ergab keine Auffälligkeiten.

Ich verordnete ihr ab sofort gluten- und kuhmilchfreie Kost. Nicht einmal drei Tage vergingen und das Mundbrennen war verschwunden.

11.24 Akne

Patientenbeispiel 25

Christina, im Jahr 2002 gerade 26 Jahre alt, Bankangestellte im Frontoffice einer Großbank in Frankfurt, hatte ich schon als kleines Mädchen gelegentlich behandelt. Ich hatte sie seit Jahren nicht gesehen. Nun litt sie unter extremer Akne im Gesicht, was für eine junge Frau, noch dazu in dieser beruflichen Position, besonders belastend war. Die universitäre Therapie beschränkte sich auf die äußerliche Anwendung von Cortisonsalben, hormonelle Therapien hatten eher zu einer Verschlechterung geführt. Ihre Ernährung war überwiegend vegetarisch, bestand jedoch aus vielen Milchprodukten und auch reichlich Vollkornbrot. Ich empfahl die Auslassdiät und veranlasste eine Blutuntersuchung. Diese bestätigte den Verdacht auf eine Glutenintoleranz, wäre aber gar nicht mehr nötig gewesen, da nach 14 Tagen zum Besprechungstermin sich die Akne schon deutlich unter der Auslassdiät gebessert hatte. Monate später war die Haut glatt, von Akne war nichts mehr sichtbar, außer einigen kleinen Narben.

11.25 Burnoutsyndrom

Patientenbeispiel 26

In den Weihnachtsferien zum Jahreswechsel 2000/2001 kurte ein älteres Ehepaar zur Erhaltung ihrer Gesundheit bei uns. Beide waren 75 Jahre alt und noch sehr rüstig. Sie wollte gerne fasten, er nicht, obwohl sie es sich eigentlich wünschte.

Er war, so stellte sich im Gespräch heraus, nur auf ihren Wunsch zur Kur gefolgt, saß mit verschränkten Armen vor mir (Körpersprache: Ich lasse nichts an mich herankommen) und auf meine Frage, wie er sich fühle, antwortete er: „Eigentlich gesund." Ich hakte nach: „Was bedeutet für Sie 'eigentlich'?" Nun wurde er gesprächiger und erzählte: „Ich bin aus Berufung Lehrer gewesen und habe meinen Beruf geliebt, wurde allerdings mit 57 Jahren aus dem Schuldienst entlassen. Ich betone: nicht freiwillig, aber ich war so erschöpft, dass die Fehlzeiten immer größer wurden. Kuren halfen nicht weiter, die Schulmedizin fand keine Ursache für die Erschöpfung. Ich musste schlussendlich gehen. Nun bin ich 75 und habe mich im Privatleben mit diesem Zustand arrangiert, aber geändert hat sich nichts." Für naturheilkundliche Diagnostik hatte der ältere Herr kein Verständnis. Das Kirlianfoto, zu dem er sich durchrang, zeigte jedoch die Problematik eindeutig. Die kinesiologische Untersuchung ersparte ich ihm und bat ihn, einfach seiner Frau zuliebe mit ihr zu fasten, was er dann auch tat.

Nach fünftägigem Fasten ging es ihm bereits besser als zuvor, so dass er meinem Rat zu glutenfreier Kost folgte, was nun seine Frau ihm zuliebe mitmachte. Am Ende ihrer 14-tägigen Kurzeit kam er strahlend in die Praxis und schwärmte: „So gut wie jetzt, ging es mir schon seit zwei Jahrzehnten nicht mehr. Heute, mit 75 Jahren, beginnt für mich ein neuer Lebensabschnitt. Wenn ich dürfte, würde ich mich jetzt wieder vor eine Schulklasse stellen und lehren. Hätte man mir mit 57 gesagt: ‚Du brauchst nur deine Ernährung auf glutenfrei umstellen', ich hätte es sofort getan."

Dieses Beispiel zeigt, dass es zu keinem Zeitpunkt zu spät ist und man zu jeder Zeit noch Hoffnung auf eine Besserung haben kann. Es gibt andere Fälle, an denen ich, neben der glutenfreien Kost als Basis der Therapie, Monate „zentimeterweise" mit den Patienten an der Heilung gearbeitet habe und oft selbst keine Hoffnung mehr hatte. Und plötzlich kam die Wende zum Guten. – In diesem Zusammenhang sei auf den lateinischen Ursprung des Wortes ‚Patient' hingewiesen: Patientia – Ausdauer, Geduld.

11.26 Chronische Urocystitis

Patientenbeispiel 27
Wechselnde rheumatische Beschwerden, die heute hier und morgen wieder an anderen Gelenken aufkamen, waren das eine Leiden der Frau B. Das andere waren die fast regelmäßig auftretenden Blaseninfekte, die ihr immer wieder Schmerzen bereiteten. Sie schützte sich auch im Sommer durch warme Unterbekleidung, doch einmal auf einem kühlen Untergrund gesessen, konnte sie bereits den neu aufkommenden Infekt vorausahnen. Es erfolgte dann jeweils eine antibiotische Therapie, bis keine Bakterien mehr im Urin nachweisbar waren, dies drei- bis fünfmal im Jahr.

Dabei ernährte sie sich, wie sie meinte, gesund aus dem eigenen Garten und „natürlich" morgens und abends mit Vollkornbrot, Käse, Quark und Joghurt.

Die rheumatischen Beschwerden waren seronegativ, das Blut war also „gesund". Sie kam Ende der 90er Jahre mehrfach in unsere Praxis, meist zur Nachbehandlung der antibiotischen Therapien. Erst um das Jahr 2000 untersuchte ich ihr Blut hinsichtlich einer möglichen Glutenintoleranz und wurde fündig. Mit Beginn der glutenfreien Kost verringerten sich die rheumatischen Beschwerden und reduzierten sich auf gelegentliche Überbeanspruchung der arthritischen Gelenke. Die Blaseninfekte traten überhaupt nicht mehr während des Beobachtungszeitraumes von vier Jahren auf. – Wie ist das erklärbar?

Die allergisch veränderte Haut eines Neurodermitikers ist extrem von Bakterien besiedelt, weil das Immunsystem der Haut in diesen Arealen versagt. So muss man sich auch das Geschehen in der Harnblase vorstellen. Der Urin ist nie steril. Bakterien sind immer in der Harnblase. Wenn nun die immunologische Kompetenz der Schleimhaut nachlässt, entsteht ein Ungleichgewicht, das ein überschießendes Wachstum von Bakterien zulässt. Daraus folgend behandelt die Schulmedizin nur das, was offensichtlich ist, nämlich die Überzahl an Bakterien. Das ist im akuten Stadium eindeutig indiziert, allerdings wird dadurch die Ursache nicht behandelt. Die naturheilkundliche Medizin versucht hingegen, die immunologische Kompetenz der Schleimhaut wieder herzustellen und so dafür zu sorgen, dass keine Infekte mehr auftreten. Ähnliche Erfahrungen bestehen auch bei chronischen Bronchitiden, Otitiden und Nasennebenhöhleninfekten.

11.27 Epilepsie

Patientenbeispiel 28
Der Junge war fünf Jahre alt, als er erstmalig nach einem Virusinfekt krampfte. Epilepsie war die Diagnose, die Mutter und Sohn, er ist jetzt 15 Jahre alt, zu mir führte. Er litt, trotz aller möglichen Antiepileptika, täglich unter seinen Anfällen. Die Fachkollegen waren ratlos. Die Mutter war sehr skeptisch, als ich ihr zu erklären versuchte, dass ihr Sohn unter einer Glutenintoleranz leidet, ursächlich verantwortlich für die Epilepsie. Sie ließ sich dennoch in die notwendige glutenfreie Kost einweisen und versorgte ihr Kind von Stund an gluten- und kuhmilchfrei.

Nach 14 Tagen rief sie vereinbarungsgemäß an und berichtete, dass ihr Sohn nur noch einen Anfall hatte. In den folgenden vier Wochen hatte er nochmals eine Attacke durch ungewollte Provokation: Er war nachts in einer Disco bis morgens um 4 Uhr. Durch Schlafentzug und das flimmernde Licht kam es zu dem Anfall. In den folgenden zwei Monaten war kein epileptischer Krampf mehr zu verzeichnen. Die Medikamente konnten leicht gekürzt werden. Der Junge isst konsequent gluten- und kuhmilchfrei.

11.28 In der Nahrung verstecktes Gluten: Ein Beispiel für eine Katastrophe

Patientenbeispiel 29

Herr M. hielt sich schon seit drei Jahren streng an glutenfreie Kost. Rheumatische Beschwerden, Sehstörungen und Durchblutungsstörungen waren unter der glutenfreien Ernährung verschwunden. Er kam erneut, nachdem er plötzlich unter so akutem Darmbluten litt, dass er sofort auf der Intensivstation landete. „Oben" füllte man Blut rein und „unten" floss es raus. Die ersten Tage waren dramatisch.

14 Tage danach stellte er sich in der Praxis vor. Eine Blutungsquelle hatte man nicht erkennen können. Er packte beim Hereinkommen ein „glutenfreies Brot" auf den Tisch mit den Worten: „Hier haste mal ein anständiges glutenfreies Brot aus Traubenkernmehl!" Nur fühlte man schon beim Anfassen, dass dieses Brot zu elastisch war. Glutenfreies Brot ist härter beim Zusammendrücken. Der Anruf in der kleinen Dorfbäckerei bestätigte den Verdacht. Traubenkernmehl wird in der Regel nur zu 10% zugegeben, da das Brot sonst sehr trocken wird. So war es auch hier, nur dass man neben Traubenkernmehl, Hirse, Buchweizen und Mais auch noch Roggenmehl zugemischt hatte, in der Annahme, dass Roggen glutenfrei sei. Dieser Irrtum hatte den Mann in eine lebensgefährliche Situation gebracht. Nach weiteren 14 Tagen, richtig glutenfreier Kost und paralleler naturheilkundlicher Behandlung des Darms war koloskopisch keine Entzündung mehr nachweisbar. Man sieht daran, wie wichtig eine konsequente glutenfreie Ernährung sein kann.

11.29 Asthma

Patientenbeispiel 30

Frau S. N. kam zum Fasten. Eigentlich wollte sie nur Gewicht abbauen, entgiften und entschlacken. Da sie das erste Mal fastete, wollte sie es unter ärztlicher Anleitung durchführen.

Bei der Anamnese erklärte sie, dass sie seit 10 Jahren unter Asthma litt, aber mit Sprays, mehrfach täglich, ganz gut zurechtkäme.

Unter dem Fasten besserten sich die asthmatischen Beschwerden sehr schnell. Nach sieben Tagen wurde die Ernährung zur gluten- und milchfreien Kost aufgebaut. Vor ihrer Abreise nach 14tägiger Kur erklärte die Patientin, dass sie keine Sprays mehr benötige und gleichmäßig mehr Luft bekäme als vorher mit den Sprays.

Patientenbeispiel 31

Janis L., gerade mal 15 Monate alt, litt seit der vierten Lebenswoche unter Asthma. Die Medikation mit Atrovent, Sultanol und Pulmicort, zeigt dem Erfahrenen, wie stark hier das Asthma war. Anamnestisch berichtete die Mutter, dass die Nase von Geburt an verstopft war. Sie konnte nur drei Wochen stillen, dann wurde auf übliche Milchprodukte umgestellt (Wichtig: ab der vierten Lebenswoche Asthma). Das Kind hatte Milchschorf, was immer auf eine lebenslängliche Milchunverträglichkeit hinweist.

Die Tageskost von Janis gliederte sich folgendermaßen:

Morgens:	Milchpulver mit Wasser, als Fläschchen, Mischbrot mit Wurst, bis mittags noch Joghurt.
Mittags:	warme Kost mit Kartoffeln und Gemüse.
Nachmittags:	Banane, Apfel und Plätzchen (Vorsicht bei Banane, da sie Kreuzallergien zum Weizen ausbildet).
Abends:	Brot und Wurst.

Unter der notwendigen Auslassdiät besserte sich sein Zustand so schnell, dass die Mutter ihn nur noch abends (und dies nur vorsichtshalber) inhalieren ließ.

11.30 Auf falscher Fährte

Patientenbeispiel 32
Frau L. M. hatte sich zwei Jahre zuvor in einem Urlaub eine Fischvergiftung zugezogen. Danach war sie nicht mehr richtig auf die Beine gekommen. Der Magen-Darm-Trakt reagierte sehr empfindlich. Sie litt unter häufigen Diarrhöen, für sie unklarer Genese, unter häufiger Übelkeit und sie fühlte sich beständig schlapp. Sie glaubte, sie sei noch vergiftet.

Anamnestisch gab sie zudem an, dass sie keine Nüsse verträgt (Vorsicht: Kreuzallergie speziell der Haselnuss zum Roggen. Somit ein wichtiger Hinweis) und auf Milch mit Akne reagiert. Unter gluten- und milchfreier Kost waren alle Beschwerden nach vier Wochen ausgelöscht. Die Fischvergiftung hatte hier den Stein ins Rollen gebracht.

11.31 Panikattacken, Herzrhythmusstörungen, chronische Gastritis, Erschöpfungssyndrom und unklare BSG-Erhöhung

Patientenbeispiel 33
Frau T. litt bis vor vier Jahren, damals 71 Jahre alt, über 20 Jahre unter Herzrhythmusstörungen (Betablocker vertrug sie nicht), zunehmend unter Panikattacken, so dass sie nicht mehr Autofahren konnte, unter Schwindelgefühl, oftmals Übelkeit und Magenschmerzen. Sie vertrug kein Vollkornbrot mehr, keine Kuhmilch und Quark, den sie aber dennoch aß, weil er so gesund sein soll, und auch Kuchen konnte sie nicht mehr essen. „Nebenbei" litt sie noch unter einem akuten Harnwegeinfekt, allgemeiner Erschöpfung, Z.n. Bandscheibenprolaps L4/L5 und immer wieder unter Diarrhöe.

Ihre Beschwerden waren so vielfältig, unklar, zunehmend, schulmedizinisch nicht nachvollziehbar und wechselnd, dass man ihr eine stationäre Behandlung in einer psychiatrischen Klinik empfohlen hatte. Erst diese „Drohung" führte zur Naturheilkunde. Anamnestisch ergaben sich sehr viele Hinweise auf Gluten- und Milchintoleranz und so war eine Auslassdiät unausweichlich notwendig. Unter gluten- und milchfreier Kost besserten sich die großen Beschwerden täglich, so dass sie wieder Hoffnung schöpfte.

Nun kommt sie noch zweimal im Jahr, nur um sich vorzustellen und um zu zeigen, dass sie wieder völlig gesund ist. Sie versucht, 100% gluten- und kuhmilchfrei zu essen und spürt nach über drei Jahren Auslassdiät trotz fortschreitendem Alter noch eine weitere Besserung. Sie hat keine Magenbeschwerden mehr. Die Blutsenkung ist normal. Sie kennt keine Herzrhythmusstörungen mehr, hat keine Panikattacken und kein Schwindelgefühl, kann schon lange wieder Auto fahren und fühlt sich wieder leistungsfähig. Wenn sie mit ihrem Mann ausgeht, isst sie zu Hause glutenfrei und trinkt im Restaurant nur einen Wein oder Wasser, während ihr Mann alles essen darf, was er will. Sie schaut ihm zu, vermisst nichts und fühlt sich seit langem wieder wohl.

12. Ein Vergleich von Ernährungspyramiden in Europa und in den USA

Der Vergleich der unterschiedlichen Ernährungspyramiden zeigt, dass alle, bis auf die Pyramide der aid (siehe Pyramide der aid, mit Förderung durch das Bundesministerium für Ernährung, Landwirtschaft und Verbraucherschutz), einheitlich in der Basis der festen Nahrung Obst und Gemüse empfehlen. Bei Getreide wird nirgendwo der Glutengehalt berücksichtigt. Es geht ausschließlich um den Kohlehydratgehalt.

Vollkorn wird in der Regel empfohlen wegen
1. der Faserstoffe (Ballaststoffe) bezüglich der Transitzeit im Darm.

2. dem messbar höheren Vitamingehalt, den der Mensch wohl nicht abschöpfen kann, da wir sonst trotz Vollkorn nicht einen solch eklatanten Vitaminmangel bei Vollkornernährung nachweisen könnten.

3. dem höheren Mineralgehalt, zu dem und dessen Verwertbarkeit noch keine Studie gemacht wurde.

4. der eigentlich sinnvoll verzögerten Kohlehydratfreisetzung durch die Schalenteile mit dem Ziel verringerter und längerfristiger Zuckerspiegel im Blut.

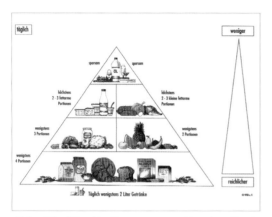

Abb. 29: Alte Ernährungspyramide der Deutschen Gesellschaft für Ernährung gültig bis Herbst 2005.

Die alte deutsche Ernährungspyramide zeigte uns über viele Jahre, dem Sinne nach über circa drei Jahrzehnte bis Herbst 2005, was wir essen sollten: „Esst mindestens vier Portionen Vollkornprodukte täglich als Basiskost." Erst in der zweiten Stufe wurde Obst und Gemüse empfohlen. Öle, die unseren Bedarf an essentiellen Fettsäuren decken, waren – für mich unverständlich – sogar in die oberste Stufe zu Zucker und Alkohol gestellt worden.

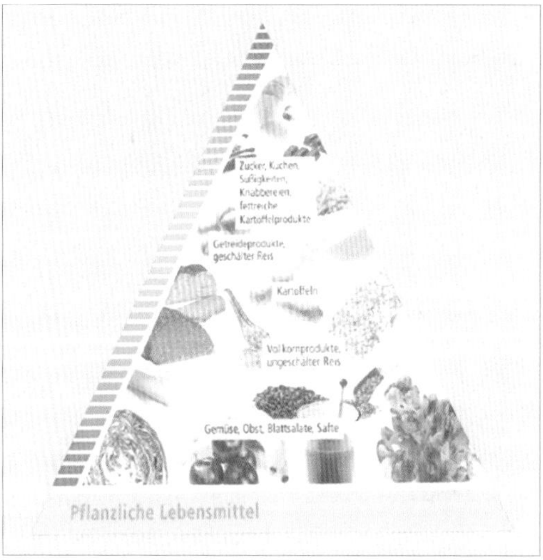

Abb. 30: Die neue Ernährungspyramide der DGE ab 2005 (Quelle: Deutsche Gesellschaft für Ernährung).

In der neuen Pyramide der DGE (Deutsche Gesellschaft für Ernährung), die am 21.03.05 der Öffentlichkeit vorgestellt wurde und im Internet veröffentlicht ist, finden Sie nun immer noch Vollkornprodukte in der zweiten Stufe, während Obst und Gemüse in der Basis eingestuft sind. Daraus ist zu schließen, dass die DGE sich den internationalen Erkenntnissen anschließen musste. Es wird sicherlich noch Jahre dauern, bis sich dieses Wissen in den Köpfen der Deutschen durchsetzen wird. Fazit: Es ist grundsätzlich richtig, von dem hohen Brotkonsum abzurücken.

Der Aspekt Glutenunverträglichkeit bzw. Vollkornunverträglichkeit ist noch unbekannt und deshalb nicht berücksichtigt worden. Den Erfahrungen meiner Untersuchungen widerspricht das Festhalten an dem Gedanken: „Vollkorn ist gesund, weil dort die Vitamine und Mineralien stecken." Man muss sich fragen: „Warum isst heute ganz Europa noch kein Vollkorn außer den Deutschen, wenn es wirklich so gesund ist?"

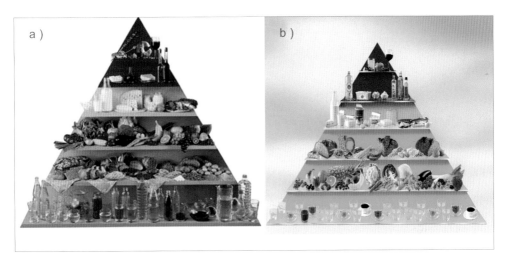

Abb. 31: Die Ernährungspyramide der aid (Quelle: Aid Infodienst Verbraucherschutz, Ernährung, Landwirtschaft e.V. Mit Förderung durch das Bundesministerium für Ernährung, Landwirtschaft und Verbraucherschutz).
a) Alte Pyramide der aid, b) Ab Mitte 2006 aktualisierte Pyramide der aid.

Die Ernährungspyramide des aid Infodienstes (Verbraucherschutz, Ernährung, Landwirtschaft e.V. mit Förderung durch das Bundesministerium für Ernahrung, Landwirtschaft und Verbrauchschutz) hat sich nun Mitte 2006 auch der internationalen Erkenntnis (Obst und Gemüse in der Basis) angepasst. Erstaunlich ist, dass die aid-Pyramide in der zweiten Stufe der festen Nahrung weiterhin überwiegend Weizen- und überwiegend Vollkornprodukte anbietet.

Vergleichen wir die alten Pyramiden im deutschsprachigen Raum mit den Ernährungsgewohnheiten unserer Nachbarn rundherum, dann müssen wir feststellen:

- dass alle in Europa Weißmehlprodukte über die Jahrzehnte gegessen haben, in denen wir auf dem Vollkorntrip waren.

- dass unsere Nachbarn dabei gesünder geblieben sind.

- dass sich im Norden (Dänemark, Schweden, Finnland, Norwegen, Irland, Island und England) die glutenfreie Kost schon sehr weit durchgesetzt hat. 50% der Isländer essen glutenfrei, bei den Finnen regional sogar bis 80%.

- dass auch in Italien die Glutenproblematik weitaus bekannter ist als bei uns. Dort sind die Supermärkte sehr gut mit glutenfreien Artikeln bestückt. Bei uns beginnt man erst, sofern überhaupt, mit kleinsten Einheiten. Besonders Reformhäuser spüren hier deutliche Zuwächse.

Es drängt sich die Frage auf: „Wessen Wille wird in Deutschland bezüglich dem hohen Getreidegenuss und dem hohen Glutenanteil in der Fertigkost vertreten?"

Ist es so: „Wir, die Gesellschaft können kein Interesse daran haben, dass der Mensch alt wird, denn es ist nicht bezahlbar?" Stellen Sie sich vor: „Alle Deutschen wollten nur 4 Jahre älter werden!"

Betrachten wir die Ernährungspyramide der Schweizerischen Gesellschaft für Ernährung, dann sehen wir in der Basis erst einmal viel Flüssigkeit. „Der Mensch verdurstet eher, als dass er verhungert." Streichen wir die flüssige Ernährung, so kommen wir in der nächsten Stufe zur Basis der festen Nahrung. Hier finden wir, wie bei den Franzosen und den Italienern unverändert über die Jahrzehnte der deutschen Ernährungspo-

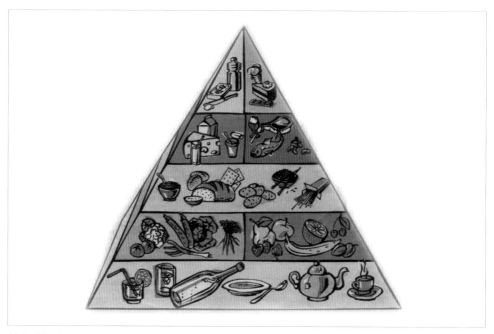

Abb. 32: Ernährungspyramide der Schweizerischen Gesellschaft für Ernährung.

litik, als Basiskost Obst und Gemüse, so wie es die DGE seit 2005 auch propagiert. In der dritten Stufe sehen wir Kohlehydrate, aber nicht nur Getreide, sondern auch Kartoffeln, Reis usw. Gegensätzlich stellt uns die neue deutsche Pyramide über der gleichen Basis (Obst und Gemüse) in der zweiten Stufe überwiegend Getreidevollkorn vor.

Anmerkung: die Franzosen haben eine höhere Lebenserwartung. Wenn die Annahme, dass die Nahrung das Medikament Nr.1 ist, stimmt, dann müssen wir einen Fehler machen.

In der italienischen Pyramide sehen wir entsprechend der Schweiz in der zweiten Stufe die Kohlehydrate, sehr übersichtlich, wobei man sieht, dass es auch glutenfrei geht. Es trifft das Thema Rotationsdiät. Wechseln wir täglich unsere Nahrungsmittel, gibt es keine Überdosierung von Gluten und weniger Entwicklungen neuer Allergien z.B. gegen Mais.

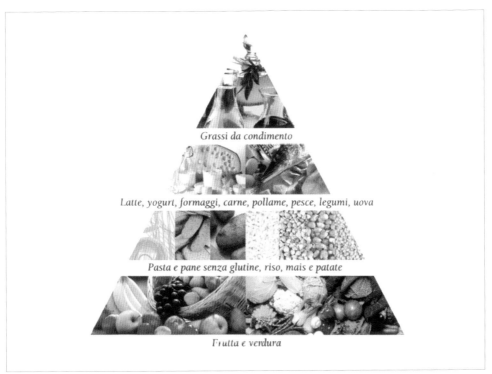

Abb. 33: Ernährungspyramide der italienischen Gesellschaft für Ernährung.

Atkins publizierte seine Diät-Empfehlungen erstmalig 1973. Das Prinzip seiner Diät besteht darin, alle kohlehydratreichen Lebensmittel, besonders Brot, aber auch Kartoffeln, Reis und alle anderen, in die Spitze seiner fünfstufigen Pyramide neben Süßigkeiten zu verbannen. Bei Atkins finden wir in der 1. Stufe, der Basis, entgegen der überwiegenden Mehrheit, eiweißreiche Lebensmittel, wie Eier, Fleisch, Fisch, Sojaprodukte und Geflügel. Milchprodukte finden wir allerdings neben Nüssen, Hülsenfrüchten und pflanzlichen Ölen in der 4. Stufe. Laut Atkins können die Lebensmittel der oberen Stufen mit zunehmender Bewegungsintensität vermehrt verzehrt werden. Seine Idee war, durch geringe Zufuhr von Kohlehydraten den Körper zur Fettverbrennung zu bringen. Kohlehydrate sind die Grundnahrung der Muskulatur, des Herzens und des Gehirns. Bei der Fettverbrennung entstehen Zucker als Energielieferant und Fettsäuren, die ausgeschieden werden.

Der Zuckerspiegel im Blut ist oftmals sehr niedrig, so, dass zu Beginn der Diät, ähnlich dem Heilfasten, Kreislaufkrisen auftreten können. Es gibt Hinweise, dass diese extreme Diät bei manchen Krebsarten wirkungsvoller sein kann als eine Chemotherapie, da bestimmte Krebsarten mit der Zeit keine Mitochondrien mehr ausbilden. Diese Zellen

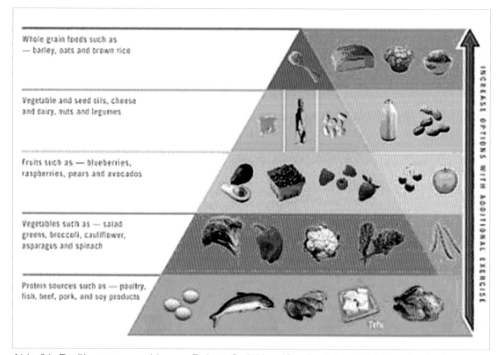

Abb. 34: Ernährungspyramide von Robert C. Atkins (Quelle: Atkins Nutritionals, Inc.).

sind dann nicht mehr durch Chemotherapie erreichbar und brauchen vermehrt Zucker, den sie bei der Atkinsdiät nicht bekommen. Brot und Nudeln wären dann also absolut falsch. Da es sich um eine Diät auch zum Abnehmen handelt, ist es in jedem Fall wichtig, viel zu trinken, um die Nieren zu entlasten.

Der Epidemiologe Walter Willett veröffentlichte seine Vorstellungen von gesunder Ernährung in einer Ernährungspyramide 2001. Willett setzt in die Basis Lebensstilfaktoren, basierend auf Sport und Gewichtskontrolle. Er differenziert die Getreideprodukte. Vollkornprodukte in der 2. Ebene haben einen höheren Stellenwert als ausgemahlene Mehle, geschälter Reis, Süßwaren und eigenartigerweise auch Kartoffeln, die sich in der 7. Ebene, in der Spitze der Pyramide finden.

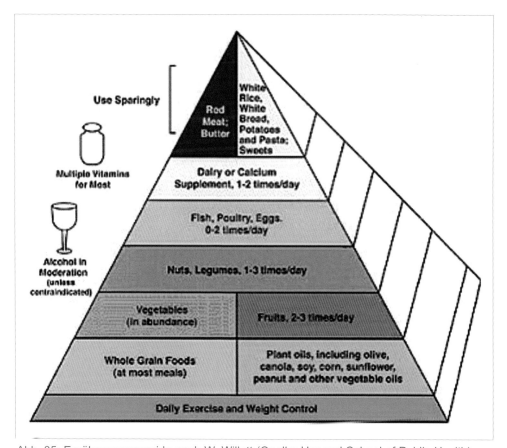

Abb. 35: Ernährungspyramide nach W. Willett (Quelle: Harvard School of Public Health).

Milchprodukte haben eine geringe Bedeutung und können durch Calciumpräparate, die ich ebenfalls für besser halte, ersetzt werden. Zudem empfiehlt Willett nahezu jedem Menschen Multivitaminpräparate.

David Ludwig propagiert in seiner Ernährungspyramide seit 2000 den glykämischen Index als Indikator der Wirksamkeit von Lebensmitteln auf den Blutzucker. Die Basis seiner Pyramide bilden, wie in Europa allgemein anerkannt, Gemüse (mit pflanzlichen Ölen zubereitet) und Obst.

In der zweiten Ebene sehen wir dann allerdings Tier- und Pflanzeneiweiß in Form von Fleisch, Fisch, Milch und Sojaprodukten, sowie weitere Hülsenfrüchte und Nüsse. In der 3. Ebene dominieren Vollkorngetreideprodukte, während in der Spitze, in der 4. Ebene, neben Süßigkeiten und Weißmehlprodukten auch die Kartoffel zu erkennen ist.

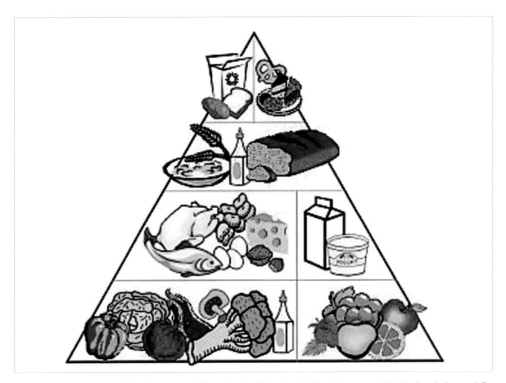

Abb. 36: Low glycemic index pyramid nach Prof. Ludwig (Quelle: copyright by Ludwig and C. Ebbeling, 2003).

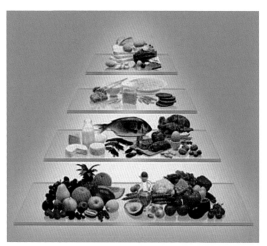

Abb. 37: Die LOGI-Pyramide nach Dr. Nicolai Worm (Quelle: systemed Verlag, Lünen).

Dr. Worm beruft sich auf die Vorstellung der Ernährung von Prof. Ludwig. Im Gegensatz zu Ludwig ist aber auch rotes Fleisch zuträglich, während Hülsenfrüchte einen geringen Raum einnehmen.

Vollkorngetreide und Weißmehlprodukte sind auch hier unterschiedlichen Ebenen zugeordnet. Wesentlich ist die Erkenntnis, dass im Gegensatz zu den Pyramiden der DGE und aid Körnerprodukte nicht in der Basis oder der zweiten Ebene zu finden sind, wobei der Sinn allein im Kohlehydratgehalt liegt und der Glutengehalt noch gar nicht diskutiert wird.

Vergleich man die internationalen Pyramiden, so wird überwiegend in der Basis auf viel Gemüse und Obst geachtet. In der zweiten Stufe scheiden sich die Ernährungs-Philosophien sehr stark. Die einen propagieren mehr Tierciweiß, die anderen eine gesunde Mischung von Kohlehydraten, wie Kartoffel, Mais Hirse, Buchweizen, usw.

Wie ist es nun richtig? Noch eine neue Diät? Nein!
Nachdem nun alle zerstritten sind, schauen wir doch einfach mal in die Welt wer am gesündesten und am längsten lebt. Wo finden wir die gesunden Alten? In Asien. Wer wird älter als der Deutsche? Jeder der kein Vollkornbrot isst.

Fazit: Am besten kein Vollkornbrot, aber auch deutlich weniger Weißmehlprodukte. Am besten Rotationskost. Einen Tag morgens mal Weißbrötchen, dann mal Hirseflocken mit Sojamilch angedünstet, mal Cornflakes (Ohne Weizen),usw. Abends am besten warme Speisen, z.B. Reis mit Gemüse, eine Gemüsesuppe, oder ein Kartoffelgericht, usw. In jedem Fall: Abendessen wie ein Bettelmann. Insgesamt ist der Verbrauch von Milchprodukten ebenfalls deutlich einzuschränken.

13. Zusammenfassung und Konsequenzen

Pastor Felkes Grabinschrift: „Obgleich, dennoch, denn so steht es geschrieben." hatte mir 1982 noch Kopfzerbrechen bereitet. Je mehr ich mich mit den Grundlagen der chinesischen Medizin befasste, umso klarer wurde mir die Bedeutung der Inschrift.

Sie beinhaltet das Prinzip der chinesischen Monade ☯, das Gesetz der Polarität. Wir müssen immer nur ein paar Worte hinzufügen: „Obgleich die Schulmedizin Erfolge hat, kommt sie dennoch an ihre (materiellen) Grenzen, denn so steht es geschrieben. Die Polarität gilt es zu beachten. Nur, wenn wir neben der Materie die Information gleichberechtigt gelten lassen, können wir die Grenzen überschreiten." ☯

Einfach ausgedrückt: „Obgleich nur die Materie, das Körperliche anerkannt wird, gilt es dennoch, die Information, die Lebensenergie zu beachten, denn so steht es geschrieben." Oder: „Obgleich die etablierte Medizin nur an der physiologischen Hardware des Menschen arbeitet, gilt es dennoch, die physiologische Software zu beachten, denn so steht es geschrieben."

Damit hatte Felke zu seiner Zeit schon geklärt, was heute noch vielmals bestritten wird: Wir brauchen beides, etablierte Medizin und Naturheilkunde, gleichberechtigt nebeneinander, jede zu ihrer Zeit, mit fließenden Übergängen.

Gemäß dem Gesetz der Polarität wurden die Grundlagen zu diesem Buch erarbeitet. Was schnell, effizient und kostengünstig zur Diagnose führt, wurde in die primäre Diagnostik integriert – die Kirlianfotografie und die Kinesiologie mit dem Armlängentest.

Bei 78% der labortechnisch untersuchten Patienten bestätigte die sekundäre Diagnostik den Verdacht der Getreide-/Glutenintoleranz, in 52% aller Fälle die Milcheiweißintoleranz. Es sind in der Tat noch mehr Intoleranzen offensichtlich geworden, da ich auch den Personen, deren Laborwerte (sekundäre Diagnostik) neutral waren, empfahl, eine Auslassdiät bezüglich Gluten und Milcheiweiß durchzuführen. Darunter besserten sich die jeweiligen Krankheitsbilder, so dass der Zusammenhang mit einer Gluten- und/oder Kuhmilchintoleranz eindeutig gegeben war.

13. Zusammenfassung und Konsequenzen

Die sekundäre Diagnostik berücksichtigt ausschließlich die physiologische Hardware des Menschen und arbeitet damit rein auf der körperlich-materiellen Ebene. Da die physiologische Software des Menschen gleichberechtigt zu berücksichtigen ist, ist es selbstverständlich richtig, eine Auslassdiät zu empfehlen, wenn die Kinesiologie auf eine Intoleranz von Gluten und Milcheiweiß hinweist. Viele Erfolge geben schlussendlich Recht.

Die Erfahrungen und Konsequenzen aus den Untersuchungen, dem jahrelangen Kontakt mit den beratenen Personen, sind folgende: Die statistischen Zahlen sind eines. Sie sind beeindruckend, diskutierbar, bestätigen nur, was ich fast zwei Jahrzehnte vermutete und nur über die Erfolge der Auslassdiät beweisen konnte. Die Zahlen sind nicht so wichtig wie die Erfolge der vielen Tausende, die dem Rat der gluten- und milcheiweißfreien Kost einfach folgten.

Folgende Punkte haben sich bei der Arbeit an diesem Buch herauskristallisiert:
1. Die Mehrzahl der Menschen hält eine konsequente Auslassdiät über Monate ein und lockert dann das Ganze im Sinne einer Rotationsdiät auf. „Kleine Sünden verschönen den Alltag, nur kein Fanatismus", gilt für die meisten. Für manchen ist es eine Grenzgängerei. Isst er zuviel, so überschreitet er seine individuelle Toleranzgrenze und hat wieder gesundheitliche Probleme, die sich dann, durch eine notwendig folgende Auslassdiät, wieder relativieren lassen.

2. Es gibt eine Reihe von Menschen, die sehr streng gluten- und milcheiweißfrei essen müssen, aber immer wieder an den in Deutschland herrschenden gesellschaftlichen Gegebenheiten scheitern, da glutenfrei noch relativ unbekannt ist und die überwiegende Mehrzahl der Köche bisher keine Ausbildung bezüglich glutenfreier Küche in Deutschland erfahren konnte.

3. Die überwiegende Mehrzahl der Bäckereien ist noch nicht in der Lage, ein geschmackvolles glutenfreies Brot zu backen. Glutenfreies Brot ist derzeit überwiegend über Bioläden, Reformhäuser und das Internet zu beziehen. Der überwiegenden Zahl der Bäcker sind die Probleme mit Gluten völlig unbekannt.

4. Im Norden Europas ist die glutenfreie Kost kein besonderes Thema. Man kann in Dänemark, Schweden, Finnland, Norwegen, England, Island und Irland fast überall glutenfreie Waren kaufen, bzw. in allen Restaurants glutenfrei essen.

5. Daraus folgend lässt sich vermuten, dass die Gene HLA-DQ und HLA-DR4 keltischen Ursprungs sein könnten.

6. Die Beratung der Patienten bezüglich gluten- und milcheiweißfreier Kost nach der vorgestellten Diagnostik ist so erfolgreich, dass man nun eigentlich ungesehen erst einmal gluten- und kuhmilchfreie Kost empfehlen sollte, ehe weitere diagnostische Schritte durchgeführt werden. Dies sollte besonders für die teure High-tech-Diagnostik der etablierten Medizin gelten. Folglich könnte sehr viel Geld für Diagnostik und Medikamente eingespart werden.

Fazit:
Das Medikament Nr. 1 ist unsere Nahrung!
Weniger ist mehr.
Dies gilt besonders für den Tagesrhythmus.
Frühstücken wie ein Kaiser!
Nicht „spätstücken".
Mittagessen wie ein Bürger.
Abendessen wie ein Bettelmann (=Abendfasten).

Durch den natürlichen Kortisonmangel am Abend und das unmäßige Essen, sind sehr viele gesundheitliche Probleme, besonders durch das „Abendbrot", hausgemacht (s. Seite 170)

Gesundheit muss gelebt werden!

In diesem Satz steckt das Wort „Disziplin", das heute in unserer Gesellschaft keinen sonderlichen Stellenwert hat.

Wer sich also an die Spielregeln der Natur hält, hat schon sehr viel im Sinne von healthaging für sich getan, als die anti-agingwelle für den Einzelnen bietet.

Vergleichen wir nur unsere Lebensgewohnheiten mit denen unserer französischen Nachbarn, die im Durchschnitt vier Jahre älter werden als wir, nie Vollkorn essen und in der Basis deutlich mehr Obst und Gemüse zu sich nehmen als der deutsche Bürger. Oder betrachten wir die asiatischen Lebensgewohnheiten. Der Asiate kann auf Grund seiner genetisch veranlagten, natürlichen Laktose-Intoleranz keine Milchprodukte zu sich nehmen, isst keine glutenhaltigen Getreide und hat weniger unter Osteoporose und Arteriosklerose zu leiden. Er wird ebenfalls, wohl auf Grund seiner glutaminarmen Kost, älter als der Deutsche und die anderen Europäer. Ganz Europa isst, bis auf den deutschsprachigen Raum, nur Weißmehlprodukte. Die Ärztedichte und der Medikamentenverbrauch in Deutschland zeichnen uns keinesfalls als ein gesundes Volk aus.

Betrachten wir die Entwicklung des Menschen nur in den letzten 100 Jahren seiner 5.000.000 Jahre andauernden Evolution, dann steigerte sich in den letzten 100 Jahren das Tempo der Umweltveränderungen durch den Menschen, die Anforderungen an den Einzelnen, dramatisch gegenüber der Anpassung an diese Entwicklung. Genau in diesem Zeitraum, besonders in den letzten 50 Jahren, änderten sich einerseits unsere Ernährungsbedingungen und andererseits die Inhaltsstoffe z.B. von Weizen drastisch.

Der Mensch unserer Region lebte ursprünglich von Hirse und Gerste. Ab dem 16. Jahrhundert tauchte der Weizen nördlich der Alpen auf und galt bis vor 100 Jahren als das Getreide der Reichen. Ab dem 17. Jahrhundert kam die Kartoffel nach Europa und war fast zwei Jahrhunderte das Grundnahrungsmittel, ehe sie vom Weizen verdrängt wurde.

Nun haben wir nicht nur das Problem Weizen, sondern auch das des Glutens. Der Kleber wird seit 1920 aus dem Getreide, speziell dem glutenreichen Weizen herausgewaschen und anderen Nahrungsmitteln mehr oder weniger kenntlich zugesetzt. Dies verschärft die Problematik einer gesunden Ernährung enorm. Wer fragt schon an der Wursttheke, ob und wie viel Gluten im Aufschnitt enthalten ist. Nicht zu vergessen sind die neuen Verfahren der Nahrungsmittelmanipulation mit Transglutaminase und der noch zunehmenden Verwendung von Glutamat, dem Salz der Glutaminsäure.

Vorstellungen für die Zukunft:
So, wie die Menschen heute in Deutschland leben, kann es nicht weitergehen. Wir müssen uns an unsere Wurzeln erinnern und zu einer gesünderen Kost zurückfinden.

Wir sind Pflanzenfresser weil:

a) unser Gebiss Mahlzähne hat, die mit S-förmiger Bewegung die Nahrung zermahlen.

b) der Speichel das Enzym Alpha-Amylase bereitstellt, das vernetzte Kohlehydrate in kleine Zuckermoleküle auflöst. Fleischfressern fehlt dieses Enzym.

c) wir keinen Schlingreflex wie Fleischfresser haben, die damit große Brocken herunter schlingen können, ohne die Nahrung zermahlen zu müssen.

d) wir Menschen und die Primaten das Gen zur Vitamin C-Bildung verloren haben, im Gegensatz zu den Fleischfressern. Der Hund soll beispielsweise bis zu 4g Vitamin C täglich herstellen können. Uns Menschen wird von der WHO 100mg als ausreichende Tagesdosis zuerkannt! Aus meiner Sicht zu wenig.

e) Magen und Darm bei Fleischfressern glatter und kürzer sind; damit wird die Transitzeit der Nahrung beschleunigt.

f) die Bakterienflora, die ein Fleischfresser symbiontisch in sich trägt, eine andere als bei jemandem, der sich überwiegend von Pflanzen ernährt, ist.

Bisher vertrat die deutsche Ernährungslehre folgende Werte: Circa 65 % unseres Energiebedarfs sollten wir heute über Kohlehydrate decken. Weitere circa 25 % der täglich benötigten Energie sollten wir über Proteine (Eiweiße) und den Rest über Fette, speziell essentielle Fettsäuren in guten Ölen, abdecken.

Wenn wir als Kohlehydratlieferant überwiegend Hirse, Reis, Mais, Amaranth, Quinoa, Hanf, Johannisbrotbaummmehl, Kastanienmehl, Lupinenmehl, Traubenkernmehl u.a. annehmen könnten und glutenhaltige Erzeugnisse aus Weizen Roggen, Gerste, Dinkel und Hafer mehr als Ausnahme betrachten und wie Fleisch im alten Sinne als „Sonntagsbraten" anerkennen würden, dann könnte sich eine Vielzahl von Krankheiten vermeiden lassen. Ich möchte nochmals darauf hinweisen, dass, gemessen an den Asiaten, die ohne Milchprodukte und Getreide (Weizen, Roggen, Gerste, Dinkel und Hafer) leben, die Lebenserwartung deutlich gesteigert werden könnte.

Es ist allerdings aus politischer Sicht im Sinne der Volksgesundheit sicherlich keine wirklich gesunde Kost erwünscht, da das Altwerden schon heute nicht mehr bezahlbar ist. So bleibt es dem Einzelnen überlassen, sich durch dieses Buch inspirieren zu lassen, für seine Gesundheit einen praktikablen Weg (offen für Kompromisse) im Rahmen der Ernährung zu suchen. Fanatismus bei der Ernährung hat sich nicht bewährt. Er nimmt Lebensfreude.

Bei den in der westlichen Welt geführten Debatten bezüglich gesunder Kost steht im Mittelpunkt die Frage, ob der Kohlehydratanteil und somit auch der Anteil an Getreideprodukten und Brot abgesenkt werden soll. Dies spiegelt sich in den dargestellten Pyramiden wieder. Natürlich hat Atkins Erfolge zu verzeichnen, aber es kann nur eine zeitbegrenzte Diät sein.

Wir können uns problemlos an der italienischen oder der schweizer Ernährungspyramide orientieren – sie haben sich für unsere europäischen Vorstellungen von gesunder Kost, leicht mediterran, bewährt.

Wie kann man die glutenfreie Ernährung sehr einfach gestalten?
1. Dreimal täglich warm essen.
   Morgens: Hirsebrei aus Hirseflocken, Sojamilch und etwas Honig (mit oder ohne Obst). Mittags warm und abends von mittags etwas Aufgewärmtes oder einfach nur eine Suppe am Abend. Alternativ eine Gemüsebrühe mit einem glutenfreien Knäcke- bzw. Vollkornbrot.

2. Wenn man, im Sinne des kontinentalen Frühstücks und Abendbrots, nichts verändern will, dann kann man Brot und Brötchen mit glutenfreien Mehlen selbst zubereiten. Man kann ja gleich mehr backen, einfrieren und nach Bedarf auftauen. So braucht man seine Ernährungsgewohnheiten nicht sonderlich ändern. Wichtig ist, dass man Fertigprodukte, die Gluten- bzw. Glutamat oder Transglutaminase enthalten können, weitestgehend meidet. Hierzu bietet die deutsche Zöliakiegesellschaft für ihre Mitglieder (werden Sie Mitglied, denn Einigkeit macht stark. Adresse siehe Anhang) jährlich aktualisierte Bücher, die den Gehalt von glutenhaltigen Nahrungsmitteln aufdecken bzw. Hersteller glutenfreier Kost vorstellen.

Wenn wir also bewusster essen, mehr gluten- und kuhmilchfreie Kost genießen lernen und uns an der asiatischen Ernährung orientieren, dann können wir zukünftig eine Vielzahl von Krankheiten meiden und heilen.

All das Wissen um die Probleme, die uns Gluten bereitet, sollte uns nicht zum Fanatismus treiben. Die Mehrzahl der Menschen leidet unter einer Glutenintoleranz. Nach einer mehrwöchigen konsequenten Auslassdiät essen sie im Rahmen einer Rotationsdiät hier und da glutenhaltige Nahrungsmittel, soweit sie diese vertragen.

Anhang

I   Ansichten zu einer gesunden Kost

Schon der griechische Arzt Galen schimpfte über falsche Ernährung, wobei er den Überfluss derer anprangerte, die es sich leisten konnten zu „völlern".

Der Medizinhistoriker H. Schipperges beklagt in seiner Publikation „Neue Wege zur Heilkunst", dass die von Ärzten und Philosophen entwickelte >>Klassische Diätetik<< und die hiermit verbundene klassische Heilkunst seit Mitte des vergangenen Jahrhunderts von der orthodoxen Medizin vernachlässigt worden ist.

Hegsted schreibt in dem Vorwort der Ernährungsempfehlungen für die amerikanische Bevölkerung (Dietary Goals for the United States, 2nd ed. 1977, S. XV): „Wir möchten hervorheben, dass die Nahrung, die wir heute essen, für kein spezielles Ziel geplant oder entwickelt wurde. Sie ist ein Zufall, der sich aus unserem Überfluss, der Produktivität unserer Landwirte und der Aktivitäten unserer Ernährungsindustrie ergab."

Die Risiken, die mit dem Verzehr dieser Nahrung verbunden sind, sind nachweisbar groß. Die daraus folgenden Kosten werden auf über 80 Milliarden EUR pro Jahr geschätzt.

In den letzten Jahrzehnten wurde über eine Vielzahl zum Teil abenteuerlicher Diäten geschrieben, die bereits eingetretene Erkrankungen heilen sollten. Diät wurde abgeleitet von Diaitas (Vorschrift einer Lebensweise folgend). Was wir heute unter Diät verstehen, ist nur ein Teil einer gesunden Lebensführung.

In der Felke-Kur hat sich als Basiskost für den Gesunden, die ursprünglich ovo-lacto-vegetabile Vollwertkost mit selbstgebackenem Vollkornbrot, so wie sie Felke von Just übernommen hatte, inzwischen wesentlich verändert. Zum einen liegt es an den Erfahrungen mit der gluten- und kuhmilchfreien Kost, zum anderen an der Zunahme an Hotelgästen, die andere Anforderungen an das Essen stellen als Kurgäste. Wir haben täglich glutenfreies Brot und Brötchen sowie glutenfreien Kuchen auf dem Tisch. Die warmen Mahlzeiten glutenfrei zuzubereiten, ist kein Problem, da nur mit frischen Waren gearbeitet wird. Auf den Kranken – bei Allergien, Zöliakie, Fettstoffwechselstörung, Gicht, Rheuma usw. – wird diese Ernährungsform individuell abgestimmt.

Der Grundkonflikt in unserem scheinbaren Schlaraffenland liegt in der Tatsache, dass wir anders essen, als es einer gesunden Ernährungsweise entspricht:

- zu viel
- zu schnell
- zu einseitig
- zu falschen Zeiten
- und das Falsche

II   Ist Vollkornernährung wirklich gesund?

Bei der Befragung nach Ernährungsgewohnheiten antworten heute, im Jahr 2005, noch viele Menschen entschuldigend, verschämt, etwas Falsches zu tun, wenn ich frage: „Was für Brotsorten bevorzugen Sie?" mit „Ja, also ich esse meist Vollkornbrot, aber manchmal auch weiße Brötchen." Wenn ich nachfrage: „Was essen Sie denn lieber?" „Ja, also dann doch weiße Brötchen. Aber Vollkornbrot soll doch gesünder sein und deshalb esse ich mehr Vollkorn." Würde diese Person ihrer Intuition folgen und mehr weißes Brot essen, ging es ihr sicher schon um einiges besser, aber sie folgt dem Rat der „Wissenschaft" und den geschickten Gedanken der Werbepsychologie der Medien, die nur unreflektiert nachplappern, und der Weisung der Ernährungsindustrie nach dem Motto „Dessen Brot ich esse, dessen Lied ich singe". Bei der Befragung tausender Patienten wurde immer wieder klar, dass Vollkornprodukte in der Regel schlechter vertragen werden als Weißmehlprodukte.

Warum sind nun Vollkornbrote ungesünder als Weißmehlprodukte?

1. Sie enthalten nicht nur zuviel Gluten, sondern:
2. Es können Allergien gegen Vollkorn ausgebildet werden.
3. Die Schale, die bei Weißmehlprodukten abgemahlen wird, enthält u.a. Fraßgifte, die unseren Stoffwechsel negativ beeinflussen.
4. Im Vollkorn kommen nach dem Prinzip der Ganzheit alle drei Faktoren – Gluten, Allergie und Gift zusammen.

Zu 1.: In Weizen können heute bis zu 17 % Eiweiß eingezüchtet werden. Dies liegt zum einen am Saatgut, also an Neuzüchtungen, zum anderen an einer großzügigen Nitrat-düngung, die eine weitere Grundlage zur Ausbildung von Eiweiß im Korn ist. Man geht davon aus, dass circa 90 % vom Weizeneiweiß Gluten entspricht. Folglich können in 100g Vollkornbrot bis zu 15g Gluten enthalten sein. Kaufen Sie Weißmehl der Güte 405, so beinhaltet dieses Mehl 11,5 % Eiweiß maximal. Da schon für manche Menschen 0,5g Gluten zu viel sein können, dürfen diese weder das eine noch das andere Brot essen, ohne ihre Gesundheit zu riskieren.

Zu 2.: 54,2 % der Deutschen bilden labortechnisch gesehen im IgG4-Raster eine Allergie gegen Getreide aus. Bezogen auf Weizen allein sind es 45,1 %. Roggen, der nicht in dem Umfang wie Weizen gegessen wird, wirkt bei 38,4 % der untersuchten Personen allergen. Die genannten Zahlen beziehen sich nur auf labortechnische Untersuchungen (Hardware). Bezieht man die physiologische Software mit ein, so sind es sicherlich über die 80 % der Untersuchten, die kein Getreide vertragen.

Zu 3.: Man geht davon aus, dass es sich bei den Giften in der Schale zum einen um Fraßgifte handelt, mit denen die Gräser ihre Samen vor dem Auffressen schützen wollen, zum anderen handelt es sich um Mykotoxine, also Rückstände von Schimmelpilzen, die naturgemäß beim Abmahlen der Schale entfallen würden. Fraßgifte sind: Phytinsäure, Nicht-Stärke-Polysaccharide (NSP), Alkylresorcine und Enzyminhibitoren wie a-Amylase-Hemmer, Lipase-Hemmer und Protease-Hemmer. Möglicherweise gibt es weitere, noch unbekannte Fraßgifte, die ähnlich wirken. Man muss auch die Summationseffekte bedenken.

Phytinsäure ist Bestandteil der Schale von Getreidevollkorn, Leguminosen und Nüssen und dient als Speicher für Phosphat und Energie. Phytinsäure kann Zink, Eisen, Calcium und Magnesium unlöslich binden. Durch die Absorption der Metalle, Spurenelemente und Mineralien kann es zu Mangelerscheinungen kommen. In Tierversuchen zeigte sich Rachitis. Im zweiten Weltkrieg wurde in Irland Weißmehl durch Vollkornmehl ersetzt. Es konnte der Zusammenhang von Rachitis als Folge der Vollkornernährung hergestellt werden. Phytinsäure reagiert mit Verdauungsenzymen und stört die Nährstoffaufnahme. In Rattenversuchen waren Hyperinsulinämie und Schilddrüsenunterfunktion nachweisbar. Phytinsäure wird bei Sauerteigbrot fast gänzlich abgebaut. Sie wird im Rahmen einer gesunden Mischkost als gesundheitsfördernd angesehen, da sie den Abbau von Stärke verzögert und dadurch den Blutzuckerspiegel regulieren kann.

Zu den *Nicht-Stärke-Polysacchariden (NSP)* gehören vor allem die Pentosane und *Glucane*, die überwiegend den „löslichen Ballaststoffen" zugeordnet werden.

Pentosane im Roggen *(Arabinoxylate)* führen bei Schweinen zu Gedeihstörungen. Pentosanreiche Weizensorten schränken die Energieverwertung des Futters ein, sogar bei Masthähnchen, die besser an Körnerkost angepasst sind als der Mensch.

Alkylresorcine kommen vor allem in der Schale von Roggen und Weizen vor. Sie wirken ebenfalls als Enzyminhibitoren und stören die Eiweißverdauung. In vitro wirken sie zellschädigend und können Erythrozyten zerstören. Bei empfindlichen Personen können sie eine Dermatitis auslösen. Sie werden durch Backen und Sauerteigführung fast vollständig abgebaut.

Mykotoxine können am Getreide zahlreich nachgewiesen werden. Die Schalen sind stärker betroffen als der Mehlkörper. Mykotoxine entstehen besonders bei unsachgemäßer Lagerung. Zu den wichtigsten Vertretern gehören die Aflatoxine, die zu Leberschäden führen und das Immunsystem schwächen können.

Ochratoxin A wird von verschiedenen Schimmelpilzen der Gattung Aspergillus und Penecillium an feuchtem Getreide gebildet und wirkt bei Tierversuchen nierentoxisch und immunsuppressiv. Beim Menschen verursacht es Nierenschäden bis zum Nierenversagen und steht im Verdacht, Krebs im Urogenitaltrakt zu erzeugen.

Deoxynivalenol (DON) wird von verschiedenen Fusarienarten gebildet, die besonders Getreide befallen, und ist wahrscheinlich das am häufigsten vorkommende Mykotoxin in der menschlichen Nahrung, das zu Vergiftungen führt. Es beeinträchtigt das Immunsystem, kann Übelkeit verursachen und die Nieren schädigen.

T2-Toxin wurde erstmals 1968 bei dem Schimmelpilz Fusarium tricinctum entdeckt und kann in verschimmeltem Getreide nachgewiesen werden. Die Wirkung des Toxins wird in vier Phasen eingeteilt. In der ersten Phase, wenige Stunden nach der Aufnahme des Toxins, tritt ein Brennen in Mund und Rachen auf. In der zweiten Phase entsteht eine Gastroenteritis mit Durchfall und Erbrechen. In der dritten Phase, etwa nach 2-8 Wochen, wird das Knochenmark angegriffen. Im weiteren Verlauf kommt es zur Bildung von Nekrosen im Haut- und Atemtrakt. In der vierten Phase kann es zu Lungenabszessen und -blutungen kommen, die zum Tode des Betroffenen führen können.

Das T2-Toxin besitzt eine hohe Thermostabilität und kann so auch in Backwaren vorkommen. So wird vermutet, dass tausende von Russen nach dem zweiten Weltkrieg starben, da sie Brot essen mussten, das aus verschimmeltem Mehl gebacken wurde.

Das führt beim Menschen zu neurologischen (mit Beeinträchtigung von Reflexen, Ataxie) und neurophysiologischen Problemen. Es gilt als einer der Auslöser der Pellegra.

Die *Alpha-Amylase-Hemmer* haben den höchsten Anteil an den Enzyminhibitoren, sie sind hitzestabil und können nur mechanisch entfernt werden. Bekannt ist, dass sie an Mehlstauballergien beteiligt sind und beim Menschen zu intestinaler Autointoxikation führen können. Bei Tierversuchen führen sie, langfristig angewendet, zu einer Vergrößerung der Bauchspeicheldrüse. Bekannt ist, dass Kinder, die ab dem ersten Lebensjahr mit Vollkorn ernährt werden, mit fünf Jahren bereits signifikant mehr unter Diabetes mellitus leiden als in ihrer Altersklasse üblich. Meine Erfahrung mit Heilfasten bei Erwachsenen lehrt, dass Diabetes, wenn man ihn früh genug mit Heilfasten und anschließender, konsequenter Auslassdiät behandelt, reversibel ist.

Lipase-Hemmer kommen vor allem in der Aleuronschicht und dem Keimling von Weizen und Hirsearten vor. Sie beeinträchtigen die Fettverdauung und sind damit vermutlich für eine mögliche „Normalisierung" der Blutfette mitverantwortlich. Sie werden bei der Ausmahlung des Getreides weitgehend abgemahlen und durch die Hitze beim Backen inaktiviert.

Protease-Hemmer sind in allen Getreidearten enthalten. Sie binden sich irreversibel an Teile der Verdauungsenzyme. Ähnlich den Alpha-Amylase-Inhibitoren zeigten sich in Tierversuchen Veränderungen an der Bauchspeicheldrüse.

In Triticale, einer Kreuzung aus Weizen und Roggen, war der Gehalt von *Trypsininhibitoren* so hoch, dass er intensiv durch Züchtung verändert werden musste, bevor Triticale als Futtermittel eingesetzt werden konnte.

III   Kein Schutz durch Ballaststoffe ?

Wer täglich viele Ballaststoffe zu sich nimmt, verringert damit nicht sein Risiko für Dickdarmkrebs – besagt das Ergebnis einer Meta-Analyse von 13 Studien, in denen Ernährungsgewohnheiten und die Darmkrebsrate bei insgesamt über 725.000 Menschen untersucht wurden. Diese Erkenntnis widerspricht der bisherigen Auffassung, dass Ballaststoffe vor Darmkrebs schützen können. Die Rate an Dickdarm-Karzinomen war bei Personen, die sehr viele Ballaststoffe aßen, ähnlich hoch wie bei Personen, die nur wenige Ballaststoffe zu sich nahmen (Jama 294, 2005, 2849). Trotzdem haben Ballaststoffe durchaus ihre Vorteile: Mit dem beginnenden Industriezeitalter wurde die Kleie vom Korn abgemahlen, da Auszugsmehle besser lagerungsfähig sind. Die Kleie wurde den Schweinen verfüttert. Heute wird Kleie in Tabletten gepresst (Schweinefutter) dem Menschen als Nahrungsmittelzusatz verkauft. Es ist bekannt, dass Ballaststoffe (=Faserstoffe) toxische Begleitstoffe der Nahrung aufnehmen und zur Ausscheidung bringen. Man sollte allerdings die in Obst und Gemüse enthaltenen Faserstoffe der Getreidekleie vorziehen. Ballaststoffe sorgen für einen geringeren und beständigeren Blutzuckeranstieg, verhindern so ein Heißhungergefühl mit weiterer unkontrollierter Nahrungsaufnahme und garantieren ein länger andauerndes Sättigungsgefühl. Ballaststoffe binden Gallensäuren und verringern dadurch die Fettaufnahme.

Fleischfressende Tiere können unbeschadet Cholesterin und Fett aufnehmen und benötigen kaum Faserstoffe, um den Darminhalt zu bewegen. Der Darm ist glatter und um 2/3 kürzer als beim Menschen.

Auch die Bakterienflora ist unterschiedlich. Unsere Bakterienflora ist der Verdauung von Pflanzen angepasst. Pseudomonas (für uns schädliche Bakterien), die bevorzugt von Eiweiß leben, helfen z.B. dem Blutegel bei der Blutverdauung. Kommt dieser Keim in unserem Darm vor, gilt er als pathologisch und als Hinweis für einen erhöhten Fleischverzehr. Wir brauchen für die Verdauung der pflanzlichen Kost die dafür bestimmten Bakterienstämme.

Zusammenfassend ist zu sagen:

Heilfasten oder auch ein Teilfasten, unter Verzicht auf glutenhaltige Nahrungsmittel und Kuhmilchprodukte, macht Sinn, da über diese einfache Maßnahme Unverträglichkeit oder Allergien gegen die genannten Nahrungsmittel sehr leicht aufzudecken sind.

IV Was braucht der Mensch nun wirklich zur Ernährung?

Um die natürliche artgemäße Ernährung zu verstehen, müssen wir die menschliche Entwicklungsgeschichte betrachten. Es wird davon ausgegangen, dass der älteste Vorfahre der Menschen, der „Ramapithecus", auf Bäumen lebte und sich von Blättern und Früchten ernährte. Ein späterer Vorfahre, der „Australopithicus", der vor circa 4.000.000 Jahren lebte, war ebenfalls ein reiner Pflanzenfresser.

In der Epoche des „Jägers und Sammlers" hat sich der Mensch jahreszeitlich und klimatisch bedingt in bestimmten Regionen der Welt von Fleisch ernähren müssen. Es kam aber im Laufe der Jahrtausende zu keiner einheitlichen Anpassung an ein fleischfressendes Wesen, weder im Gebiss noch im Verdauungstrakt Darm, so dass davon ausgegangen werden muss, dass sich der Mensch immer überwiegend von Pflanzen ernährt hat.

Kollath sagte dazu: „Ob die Menschen nun eine rein vegetarische Kost, oder eine Mischkost, oder eine fast rein animalische Kost essen, hängt nicht von physiologischen

Notwendigkeiten, also erbeigentümlichen und unentrinnbaren Eigenschaften des menschlichen Körpers ab, sondern von der Umwelt einerseits und von Wunschvorstellungen andererseits."

Die Unterschiede zwischen Fleischfresser und Pflanzenesser (Mensch) sind folgende: Typische Pflanzenköstler haben Mahlzähne und einen langen Darm. Wir müssen die Nahrung zermahlen, deshalb wünschen wir uns „Mahlzeit", wenn wir mit dem Essen beginnen. Das fleischfressende Tier hat einen Schlingreflex, kann also die Nahrung unzerkaut hinunterschlingen. Uns fällt es schon schwer, größere Kapseln oder Tabletten unzerkaut zu schlucken. Es ist für uns unnatürlich.

Wir zermahlen unsere Nahrung und speicheln sie ein. Im Speichel haben wir Fermente, die hochvernetzte Zucker, wie die Stärke im glutenfreien oder glutenhaltigen Brot oder in Kartoffeln, in kleine Zuckeranteile auflösen, die süß schmecken, wenn wir nur lang genug kauen. Fleischfresser haben diese Fermente nicht.

Die Behauptung, dass der Mensch ein Pflanzenesser ist, wird durch die Tatsache untermauert, dass wir mit der Pflanzenkost Vitamin C zuführen müssen, weil wir es selbst nicht, wie die Fleischfresser, synthetisieren können. Primaten und Menschen haben das Gen, das zur Synthese von Vitamin C notwendig ist, verloren. Das Schwein, so hat man errechnet, kann bis zu 5g Vitamin C herstellen, während größere Hunde bis zu 4g synthetisieren können. Dem Menschen werden um 100mg zugedacht. Als weiteres Argument für den Menschen als Pflanzenesser gilt das Fehlen eines harnsäureabbauenden Enzyms, so dass als Folgekrankheit Gicht auftreten kann.

Der Darm des Menschen ist länger und durch Einbuchtungen und Einziehungen vergrößert. Der Darminhalt verweilt beim Menschen länger als beim Fleischfresser und fleischfressende Tiere brauchen auch wesentlich weniger Faserstoffe als der Mensch. Zu Beginn des Industriezeitalters bewertete man pflanzliche Faserstoffe als Ballaststoffe, da sie für uns wenig verwertbare Energie (Kalorien) enthalten. Heute wissen wir, dass Ballaststoffe massvoll wichtige Förderstoffe und Giftsammler für den Darm darstellen und unabdingbar mit einer gesunden Verdauung und Ausscheidung verbunden sind. Leitzmann beschreibt einen Zusammenhang zwischen Ballaststoffmangel und folgenden Krankheiten: Gastritis, Magenkrebs, Gallenbeschwerden, Fettstoffwechselstörungen, Arteriosklerose, Hypertonie, Hämorrhoiden, Krampfadern, Appendicitis, Obstipation, Darmkrebs usw.

Zusammenfassend ist zu sagen: Wir sind im Ursprung mit unseren Verdauungsorganen auf eine vegetarische Kost ausgerichtet, können aber Fleisch, Fisch, Eier und Milchprodukte in kleinen Mengen, wenn keine Allergien bestehen, gut verwerten. Wenn wir uns an alte Traditionen halten, freitags Fisch, den Sonntagsbraten, das Sonntags-Frühstücksei, mal in der Woche Käse oder Kartoffeln mit Quark, also die unterschiedlichen Eiweißprodukte rotierend essen, werden weniger gesundheitliche Probleme auftreten. Der größte Fehler ist der täglich gleichmäßige „Genuss" von großen Mengen an Tiereiweiß. Sie würden doch nie täglich Spinat über Monate oder Jahre essen, weil der so gesund sein soll. Unter diesen Umständen würden Sie eine Allergie gegen ihn entwickeln können. Halten wir uns sinngemäß an die Worte von Paracelsus: „Die Dosis macht`s ob etwas zum Gift wird."

V Felke-Heilfasten als Einstieg in glutenfreie Kost

Beim Felke-Heilfasten lösen sich viele Krankheiten innerhalb weniger Tage quasi in „Luft" auf. Dies ist ein bedeutsames Indiz dafür, dass sehr viele Krankheiten ernährungsbedingt sind. Wasser, Tee, Obst- und Gemüsesäfte, Gemüsebrühe in den Fastentagen sind gluten- und milchfrei (Ku, Ziege, Schaf). Damit ergeben sich jeweils erste Hinweise auf Gluten- und Micheiweißintoleranz.

Felke ließ seine Patienten schon vor der Jahrhundertwende fasten. Die Grundzüge des Felke-Heilfastens sind mit dem Buchingerfasten vergleichbar. Wer Felke mit der Idee des Fastens inspirierte, ist nicht bekannt. Möglicherweise war es Otto Buchinger selbst.

Das Felke-Heilfasten zeichnet sich durch die ideale Begleittherapie mit der mineralienreichen Bad Sobernheimer Heilerde aus. Die Ausscheidung über die Haut wird verstärkt. Durch die Absorbtionskraft des Lehms werden die Schlackenstoffe gebunden. Die Hautporen werden geöffnet und die Hautatmung wird verbessert. Ein feiner Lehmfilm bleibt nach dem Lehmbad in den Hautporen zurück, bindet Säuren und gibt Mineralien an die Haut ab.

Das Felke-Heilfasten kann auf Grund seiner ausgewogenen Begleittherapien problemlos über mehrere Wochen (Fastenzeiten zwischen zwei und drei Wochen sind keine Seltenheit) ausgedehnt werden.

Im Kurhaus Dhonau, heute Bollants im Park, hat sich über die Jahrzehnte besonders das Kurzzeitfasten von 5-7 Tagen bewährt, wobei Langzeitfasten nicht ausgeschlossen ist.

Schon durch fünftägiges Fasten können spürbare Besserungen erreicht werden, besonders bei Erkrankungen, die auf einer Gluten- oder Getreideintoleranz beruhen.

In den ersten Tagen werden die Zuckerdepots entleert. Dann werden in fließendem Übergang Proteine (Eiweiß) in Zucker und Säure zerlegt. Die Zucker dienen dem Körper als Kraftstoff, während die Säuren, durch Mineralien neutralisiert, als Salze ausgeschieden werden.

Der Körper verfügt über große Mengen an ungebundenen Proteinen, die im unstrukturierten Bindegewebe, in Lymphe und Blut zirkulieren. Durch die Spaltung und den Abbau von solch zirkulierenden Eiweißkonglomeraten (Immunkomplexe, Gliadin, Kuhmilcheiweiße, Transglutaminase und körpereigene Eiweiße) im Blut und die im unstrukturierten Bindegewebe abgelagerten Eiweißkomplexe, werden die Wiederherstellung der Grundordnung und eine Verminderung von Reizzuständen erreicht. Erfahrungsgemäß wird durch Heilfasten die schnellstmögliche Besserung bewirkt. Wir setzen dabei einen Reiz und erwarten eine Reaktion des Körpers.

Man provoziert durch die Auslassdiät die Einheit von Geist/Seele/ Körper und erntet gelegentlich eine Erstverschlimmerung. Heilkrisen gehören zum Heilfasten. Deshalb sollte man bei Beschwerden nicht gleich aufgeben, sondern gegebenenfalls einen im Fasten erfahrenen Arzt befragen. Wenn es beim Heilfasten um die Identifizierung einer Gluten- und/oder Kuhmilchintoleranz geht, kann man eine Erstverschlimmerung durchaus als Entzugssyndrom von Gliadin und/oder Casein interpretieren, da sich sowohl Gliadin als auch Casein an die Morphinrezeptoren koppeln können, wobei Gliadorphine und Casomorphine entstehen, die über den Urin ausgeschieden werden und dort messbar sind. Bei Erstverschlimmerung = „Entzug" entstehen Zustände wie Kopfschmerzen, Diarrhoe, Erbrechen usw., die begleitend symptomatisch gut behandelbar sind (s. Seite 60: 7.8: Die Bedeutung von Zonulin).

V.I   Das Abfasten

Das Abfasten ist keine Wissenschaft. Es sind nur einige Grundregeln zu beachten. Beim Heilfasten hat der Körper seinen Energieverbrauch sehr schnell reduziert und seinen Grundumsatz an Energie herunterreguliert.

Wichtig: Nach der Rhythmik des Stoffwechsels essen (s. Seite 170): Frühstücken wie ein Kaiser, Mittagessen wie ein Bürger, Abendessen wie ein Bettelmann. Dieser Rhythmus ist an das Cortison gebunden, das der Körper ebenso rhythmisch produziert. Morgens viel (blaue Linie) und abends sehr wenig. Das Bild verdeutlicht, dass jeder, besonders aber Allergiker, zum Frühstück mehr vertragen als abends. Da die Menschen heute mehrheitlich abends wie die Weltmeister essen, resultiert daraus allein schon eine erhöhte Rate von Allergikern und nebenbei natürlich das Übergewicht vieler Menschen.

Wichtig: Auf den täglichen Stuhlgang achten, eventuell mit Leberdrainagemitteln nachhelfen (z.B. Cholosomtee Hevert).

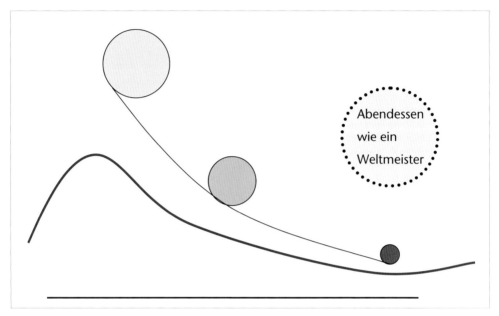

Abb. 38: Tagesrhythmus der Ernährung, gekoppelt an den Cortisontagesrhythmus.

Wichtig: Bei langsamer Gewichtsreduktion nach dem Fasten haben sich begleitend Teekuren bewährt (z.B. Stoffwechseltee Hevert, Cholosomtee Hevert, Heweberberoltee Hevert).

Wichtig: Fasten ist zeitlich begrenzt. Essen müssen wir das ganze Leben lang. Mit Fasten alleine bekommen wir unsere Essprobleme nicht in den Griff. Heilfasten ist jedes Mal ein Neuanfang, um schlechte Essgewohnheiten zu ändern, und ein Einstieg in eine grundlegend gesündere Lebensweise. Mit dem Abfasten sollte die Ernährung auf eine vollwertige Ernährung umgestellt werden.

Wichtig: Das Abendfasten = Abendessen wie ein Bettelmann. Diese Richtlinie ist besonders wichtig, damit Sie nach den Fastentagen nicht wieder zunehmen. Mit dem Abendfasten können Sie problemlos Ihr Gewicht halten, bzw. auch langsam und stetig abnehmen.

VI   Genetische Prädisposition

Die genetische Prädisposition beinhaltet das Risiko, dass wenn Sie eines oder beide Gene (HLA-DQ, HLA-DR4) positiv haben, einen 50-fach höheren Risiko unterliegen durch Gluten zu erkranken.

> In den 70er Jahren fanden Forscher heraus, dass die Ursache der Glutenunverträg-lichkeit in den sog. HLA-Genen liegt, die sich auf dem Chromosom Nr.6 befinden und die wichtig sind für die Kontrolle der Entzündungs- und Abwehrreaktionen des Körpers.

Unter diesen Genen befindet sich das für die Zöliakie typische Gewebsantigen „HLA-DQ2", das bei der Erkrankung in 95 % der Fälle zu finden ist. Es ist sicher, das weitere Faktoren neben dem Gliadin, wie virale Infekte, Umweltfaktoren, Traumen, Operationen usw. die Krankheit erst auslösen.

Die stärkste genetische Prädisposition wird durch die Allele des serologischen Markers DQ2, einem MHC-Klasse II Protein, vermittelt. Bei den MHC-Klasse Proteinen handelt es sich um Zelloberflächenmoleküle, die eine essentielle Funktion bei der immunologischen Erkennung durch T-Helferzellen wahrnehmen. Kodiert werden sie durch die Gene HLA-DR, -DQ, und -DP. Von den wenigen Zöliakiepatienten, die kein DQ-Molekül tragen, ist die überwiegende Mehrzahl positiv für eines der -DR-Allele (bei serologischer Typisierung als DR4 bezeichnet).

Das Bestimmen des DQ-Moleküls ist für die Zöliakie ein diagnostischer Marker, wie etwa HLA-B27 für die Spondylosis ankylosans. Bei Individuen mit gastrointestinaler Fehlfunktion ist das Vorhandensein des DQ2-Moleküls ein deutliches Indiz für Zöliakie, während die Abwesenheit ein Hinweis auf eine andere Erkrankung (Allergie) ist. Insbesondere in Familien, in denen Zöliakie gehäuft auftritt, gibt die HLA-Typisierung Aufschluss darüber, welche Menschen ein hohes Risiko haben, ebenfalls an Zöliakie zu erkranken.

Homozygotes Auftreten des Allels DQb*0201 ist assoziiert mit frühem Auftreten und schwerem Verlauf der Zöliakie. Die Genotypisierung der Allele DQ und DR4 ist zudem gegenüber der serologischen Testung von Antikorpern gegen Gliadin, Endomysium und Gewebstransglutaminase absolut eindeutig. Die Darstellung der Allele ergänzt das

Bild, vor allem bei falsch negativen Ergebnissen, hervorgerufen durch IgA-Mangel oder Normalisierung aller serologischer Parameter nach langer glutenfreier Ernährung.

Bei der Zöliakie als Autoimmunerkrankung bilden die „B-Zellen" Antikörper, die sich gegen körpereigenes Gewebe richten und es schädigen.

Während einer Immunantwort der B-Zellen werden fünf verschiedene Antikörperklassen gebildet, und zwar Immunglobuline (Ig) der Klassen (Immunglobuline=Antikörper) IgA, IgD, IgE, IgG und IgM. Da sich im Magen-Darmtrakt überwiegend B-Zellen befinden, die IgA bilden, hat die Bestimmung spezifischer Antikörper der IgA-Klasse eine große Bedeutung. Es wird empfohlen, noch zusätzlich die Bestimmung der IgG-Antikörper hinzuzuziehen, da circa 2% aller Spruepatienten einen IgA-Mangel aufweisen.

VII Typ I-Reaktionen: IgE-vermittelte Allergien

Unter den Lebensmittelallergien stellen die IgE-vermittelten Formen (Typ I-Allergien) die am besten untersuchte Gruppe dar. Bei diesen Erkrankungen liegen spezifische IgE-Antikörper gegen Lebensmittel vor, die sich an der Oberfläche von Mastzellen fixieren und bei Allergenkontakt zu einer Freisetzung von Mediatorsubstanzen führen.

IgE kommt beim Gesunden nur in Spuren vor. Die Serumkonzentration beträgt nur 1/10.000 der IgG-Antikörper. Störungen der Regulationsmechanismen durch z.B. chemische Substanzen, wie manche Arzneimittel, können eine verlängerte und intensivere IgE-Bildung nach sich ziehen. So werden vermeintlich, plötzlich, intensive allergische Reaktionen von einem Allergen ausgelöst, das bisher problemlos vertragen wurde.

Der vorliegenden Studie ging eine Untersuchung an über 200 Patitenten bezüglich der gleichen Nahrugsmittel, nur unter dem Aspekt der IgE-Vermittlung voraus. Das Ergebnis war frustierend negativ. Verständlich letztendlich da es sich bei Getreide und Milchprodukten um Spättypallergien handelt, sonst müssten Reaktionen schon beim Kauen von Brot oder Käse auftreten.

VIII Neuroimmunologie

Neuro-hormonelle Einflüsse können die IgE-Bildung triggern. Neben Östrogenen nehmen vor allem Hormone des neuroadrenergenen Stressadaptationssystems wie DHEA, Cortisol und Noradrenalin Einfluss.

So zieht besonders die Erhöhung des Cortisolspiegels eine erhöhte IgE-Bildung nach sich. Entsprechende Zusammenhänge lassen sich schon bei 7-14tägigen Kur- bzw. Wellnesseinheiten parallel zum Heilfasten u.a. Therapiekonzepten erkennen, wenn der Mensch zu seiner inneren Mitte findet und der Cortisolspiegel sinkt.

IX Grundlagen zum Allergo-Screen-Konzept IgG4

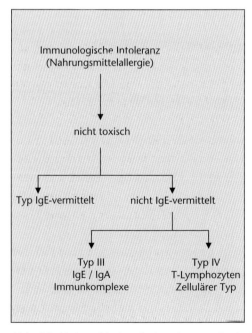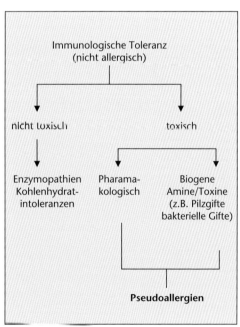

Abb. 39: Unterschied zwischen immunologischer Intoleranz (Allergie) und immunologischer Toleranz (nicht-allergisch).

Nahrungsmittelunverträglichkeiten gehören zu den am häufigsten von Patienten beklagten Beschwerden. Entgegen der weit verbreiteten Meinung werden Nahrungsmittelunverträglichkeiten nicht nach allergischen bzw. nicht-allergischen Reaktionen unterschieden, sondern gemäß der Europäischen Akademie für Allergie und klinische Immunologie in toxische und nicht-toxische Reaktionen gegliedert.

Toxische Reaktionen sind definitionsgemäß Histaminvergiftungen durch Genuss von verdorbenem Fisch, Intoxikationen durch Giftpilze, oder Staphylokokkenendotoxine (Lebensmittelvergiftungen). Es ist zwischen immunologischer Intoleranz (Allergie) und immunologischer Toleranz (nicht allergisch) zu unterscheiden. Die Differenzierung zwischen toxisch und nicht-toxisch besteht ausschließlich in der Gruppe der immunologischen Toleranz.

Unter dem Begriff *Unverträglichkeitsreaktion* lassen sich alle dargestellten Reaktionen subsumieren. Da nicht-immunologische Unverträglichkeitsreaktionen immunologische Reaktionen auslösen können, sind Mischformen möglich, so dass die schematische Einteilung den offenen dynamischen Systemen des Menschen nicht gerecht wird.

Noch meiner Erfahrung wird der Begriff „IgG4 vermittelte Spättypreaktion" als eine Form der Intoleranz dem Ganzen gerechter als Unverträglichkeitsreaktion.

Die Reaktionnen können Stunden bis Tage später auftreten und werden deshalb bei täglich oft mehrfachem Genuss der Nahrungsmittel (z.B. Brot) übersehen, oder falsch interpretiert.

Schlußendlich ist die Definition Wortspielerei. Der Patient muß so oder so die Nahrungsmittel ganz meiden, oder sie werden in einer Rotationsdiät (nicht täglich) toleriert.

X   Typ III-Reaktionen: IgG-vermittelte Allergien

Der diagnostische Ansatz, IgG-Tests routinemäßig bei Nahrungsmittelunverträglichkeiten heranzuziehen, wurde zunächst von den klinischen Ökologen in den USA propagiert. Erst Anfang der achziger Jahre wurden in Deutschland in wenigen Praxen entsprechende Tests zur Diagnostik von Nahrungsmittelunverträglichkeiten eingesetzt. Heute werden täglich hunderte dieser Tests durchgeführt.

Während die Immunmechanismen sowie die klinische Bedeutung von IgE-vermittelten Typ I-Allergien gut dokumentiert sind, gibt es hinsichtlich der IgE-vermittelten Nahrungsmittelreaktionen noch unterschiedliche Auffassungen. Die Mechanismen, die zur Bildung von nahrungsspezifischen IgG-Antikörpern führen, sind bekannt. Die klinische Relevanz wird unterschiedlich beurteilt.

Von Interesse ist in diesem Zusammenhang die erst kürzlich veröffentlichte Arbeit von Atkinson et. al. Die Autoren konnten zeigen, dass Patienten mit Darmstörungen signifikant von einer Diät auf der Grundlage eines IgG-Tests profitieren. Ein orientierender IgG-spezifischer Test sollte immer dann in Erwägung gezogen werden, wenn der Patient unter unklaren und chronischen Beschwerden leidet und das klassische Diagnoseregime unauffällig ausfiel.

XI Eigenschaften der IgG4-Antikörper

Das humorale Immunsystem bringt bei chronischer Allergenkonfrontation spezifische IgG4-Antikörper hervor, die hinsichtlich ihrer Allergenspezifität den jeweiligen IgE-Antikörpern entsprechen. Die IgG4-Antikörper binden nun freie Antigene, so dass IgE-vermittelte Allergiemechanismen nicht mehr stattfinden können. Dieses Phänomen ist Grundlage der derzeit gängigen Lehrmeinung, dass den spezifischen IgG4-Antikörpern, wenn überhaupt, eine positive Rolle im Allergiegeschehen zukommt. Zwar sind die IgG4-Antikörper allergenspezifisch, doch besteht noch Uneinigkeit darüber, ob sie ihrerseits allergische Unverträglichkeitsreaktionen auslösen können.

Im Rahmen meiner Studie mit 681 Personen war eindeutig festzustellen, dass bei Auslassdiät nicht nur die Befindlichkeit der Patienten, sondern auch die gemessenen Antikörperspiegel sich positiv veränderten.

So steht zur Diskussion, ob IgG4-Antikörper auf Grund ihrer Eigenschaften auch um die gleiche Bindungsstelle wie IgE an den spezifischen Rezeptoren im Gewebe oder an basophilen Granulozyten konkurrieren können. Nach Allergenkontakt werden IgE-sowie IgG4-Antikörper auf Grund gleicher Zytokinmuster von TH2-Lymphozyten gebildet.

Störungen des Mucosa-assoziierten Darmwandlymphatikums als Ursache für eine verstärkte IgG-/IgG4-Antikörperbildung.
Der Zusammenhang zwischen Funktionsstörungen der intestinalen Schleimhautbarriere und daraus resultierender Immunstörungen ist inzwischen gut dokumentiert. Hohe IgG-/IgG4-Antikörperkonzentrationen sprechen für eine intensive Auseinandersetzung des Immunsystems mit den positiv getesteten Nahrungsmitteln. Ursache hierfür ist in der Regel ein pathologisch erhöhter Einstrom von Antigenen in immunaktive Bereiche der Darmwand.

Das Darmschleimhautsystem, genauer das Mucosa-assoziierte Darmwandlymphaticum (GALT), ist das größte körpereigene immunkompetente System und leistet entscheidende lokale und systemische Abwehr- und Kontrollfunktionen. Nirgendwo sonst im oder am Körper findet ein intensiver Kontakt zwischen Organismus und exogenen Stoffen statt.

In bemerkenswerter Weise vermag die auch als Mucosablock bezeichnete Schleimhautbarriere mit einer gewaltigen Antigenmenge hochselektiv umzugehen. Bezeichnend ist in diesem Zusammenhang ein Vergleich mit der Mucosa des Respirationstraktes. Während hier bereits Allergenmengen im Nanogrammbereich zu Sensibilisierungen führen, wird die Intestinalmucosa mit Fremdstoffen im Grammbereich konfrontiert, ohne dass die überlebensnotwendige Toleranz gegenüber Nahrungsmittelantigenen und Antigenen der physiologischen Darmflora verloren geht.

Diese Fähigkeit ist das Resultat eines aktiven Trainingsprozesses. Dazu werden permanent kleine Mengen allergener Makromoleküle in definierte Immunbereiche der Schleimhaut aufgenommen, so dass eine gezielte Antigenkonfrontation herbeigeführt wird. Dieser Prozess, der im Wesentlichen über die M-Zellen stattfindet, dient der Bildung von antigenspezifischem, sekretorischem IgA, das bei zukünftigem Kontakt mit den gleichen Molekülen eine Antigenneutralisierung bereits im Darm ermöglicht.

XII   Verdauungsschwäche und Allergie

Magen-Darm-Erkrankungen fördern ebenfalls Nahrungsmittelallergien. Aktuelle Erkenntnisse konnten die Korrelation zwischen magen- oder pankreasbedingten Störungen und einem erhöhten Atopierisiko belegen. Diese Untersuchungsergebnisse decken sich auch mit eigenen Erfahrungen bei Begleittherapien, speziell

- mikrobiologischen Therapien mit Darmbakterien
- Enzymtherapien (Hevertozym forte)
- Stimulation der Pankreasfunktion durch Pankreaticum Hevert Tropfen (Phytotherapie)
- Hewegastron (homöopathisches Komplexmittel)

Unter diesen kombinierbaren Therapien konnte die Nahrungsverträglichkeit gebessert werden.

Ein Magensäuremangel zieht ebenso wie eine reduzierte Bildung von Pankreasenzymen eine unvollständige Denaturierung von Nahrungsbestandteilen nach sich, so dass Proteine, die normalerweise den Verdauungsprozessen nicht widerstehen, ihr allergenes Potential behalten.

Die Folge ist ein erhöhtes Sensibilisierungsrisiko. Darüber hinaus ist zu beachten, dass Pankreasenzyme neben der Zerstörung von allergenen Epitopen (der speziell antigene Ort auf einer Molek)üloberfläche) auch am Abbau von IgE-Antikörpern, die im Darm gebildet werden, beteiligt sind.

Beachtenswert ist die Tatsache, dass verschiedene Xenobiotika, wie Formaldehyd, Quecksilber oder Aluminiumhydroxidgel, sowie luftgetragene Schadstoffe die Bildung von IgE begünstigen. Zur Besserung der Nahrungsmittelintoleranz wird regelmäßig Heilfasten eingesetzt, ebenso wie Teekuren mit z.B. Cholosomtee Hevert zur Anregung der Leber, Stoffwechseltee Hevert zur allgemeinen Anregung der Verdauungsorgane und Heveberberoltee zur Anregung der Nieren. Alle Maßnahmen dienen der Entgiftung des Körpers.

XIII Risiko sIgA-Mangel

SIgA ist widerstandfähiger gegenüber einem intestinalen Abbau und dient im Sinne eines desinfizierenden Anstrichs dem Immunschutz der Darmschleimhaut. SIgA reduziert den Antigeneinstrom in die Darmschleimhaut. Eine unzureichende intestinale sIgA-Bildung ist mit einer erhöhten Antigenkonfrontation verbunden, die eine verstärkte IgE- und IgG-Produktion nach sich zieht. SIgA kann problemlos im Stuhl bestimmt werden.

XIV Eine moderate Bildung von nahrungsspezifischen IgG-Antikörpern ist nicht prinzipiell pathologisch

Neben den sIgA-Antikörpern werden in geringem Umfang auch IgG-Antikörper gebildet. Auch wenn allergenes Material für das Immuntraining des MALT notwendigerweise aufgenommen wird, muss dennoch dessen Entsorgung nach Eintritt in die Darmschleimhaut gewährleistet sein. Gleichsam müssen die Makromoleküle aus Nahrungsproteinen, die auf Grund ihrer besonderen Eigenschaften oder bedingt durch eine unzureichende Verdauungsleistung ihr allergenes Potenzial vor der Resorption nicht verloren haben, neutralisiert werden. Diese Aufgabe kommt den Antikörpern vom Typ IgG zu.

Aber: die Art und die Quantität der Allergenaufnahme ist hier von großer Bedeutung für die Intensität der Antigenneutralisation. Handelt es sich um eine moderate Antigenkonfrontation, beseitigt eine asymptomatische Phagozytose die entstandenen Immunkomplexe.

Kommt es aber im Rahmen einer erhöhten Schleimhautdurchlässigkeit zu einem Antigenstress, kann die Anzahl der Immunkomplexe die Phagozytosekapazität übersteigen. In Folge kommt es zu einer Aktivierung des Komplementsystems sowie von Makrophagen, Granulozyten und Thrombozyten, was in Abhängigkeit des quantitativen Ausmaßes der Immunkomplexbildung zu klinischen Symptomen führen kann.

Literatur: Fachinformation Allergo-Screen-Konzept Labor Ganzimmun (www.ganzimmun.de).

XV   Kryptopyrrolurie (KPU)

Die Kryptopyrrolurie ist eine genetisch determinierte, familiär gehäuft auftretende biochemisch-enzymatische Störung des Häm-Stoffwechsels.

Sie wurde vor 40 Jahren schon beschrieben, geriet aber in Vergessenheit. Obwohl, ähnlich den Porphyrien, ein neurologisch-psychiatrisches Krankheitsbild vorliegt, ist sie in der Medizin kaum bekannt. Fehldiagnosen sind deshalb die Regel und nicht die Ausnahme.

Normalerweise werden die Pyrrole nicht in freier Form im Urin ausgeschieden, sondern an Gallensäuren gebunden über den Stuhl eliminiert. Die vermehrte Ausscheidung von Pyrrolen im Urin (Kryptopyrrolurie=Ausscheidung verborgener Pyrrole im Urin) signalisiert den Enzymdefekt mit vermehrtem Anfall der Häm-Metabolite, ist aber nicht spezifisch für ein Krankheitsbild, sondern für recht heterogene Erkrankungen wie:

- Konzentrationsstörungen
- Migräne
- Depressionen bis hin zu
- Psychotischen Symptomen (schizophrenartig)
- Hyperaktivität-Syndrom (ADS/ADHS)
- Hohe Infektanfälligkeit
- Erhöhte Allergiebereitschaft
- *Glutenintoleranz*

Bei 10% der Bevölkerung wird die enzymatische Störung des Häm-Stoffwechsels vermutet. Unter normalen Lebensbedingungen kompensiert, kann die Stoffwechselstörung unter Stress dekompensieren.

Neben ihrer Funktion als Marker dieser Stoffwechselstörung führt die KPU zur Verarmung des Organismus an Zink und Vitamin B6, weil die Pyrrole im Blut mit B6 und Zink unlösliche Verbindungen (Chelate) eingehen. In manchen Fällen wird die Aufnahme von Folsäure herabgesetzt, ebenso wie die Aufnahme von Tryptophan.

Der Fruchtzuckerstoffwechsel kann begleitend gestört sein, was zu vermehrter Gasbildung im Darm führt. Sekundär werden vermehrt Allergien begleitend beschrieben, die möglicherweise zu dem Vitamin B6- und Zinkmangel mit beitragen.

Therapeutisch bleibt nur die Substitution von Vitamin B6 und Zink in hohen Dosen, gegebenenfalls per infusionem. Simultan sollten auch andere Spurenelemente und Vitamine gegeben werden, da Synergismen beachtet werden müssen. Der auf Grund der statistisch gesicherten extremen Mangelsituation der Vitamine B6, B12 und Folsäure, diese standartisiert untersucht und substituiert werden, wurde auf die Diagnostik der Pyrrolurie verzichtet. Sie wird unter den genannten Umständen mit therapiert.

XVI Laktoseintoleranz ist keine Allergie

Milch besteht aus Wasser, Fett, Eiweißen, Kohlehydraten (Milchzucker), Mineralstoffen und Hormonen. Milchzucker kommt in der Natur nur in der Muttermilch von Säugetieren vor. So brauchten früher eigentlich nur Säuglinge Laktase, um den Milchzucker verdauen zu können, da ihnen nur die Muttermilch als alleinige Nahrungsquelle zur Verfügung stand. Demnach wurde früher nur im Säuglings- und Kleinkindalter das Enzym Laktase gebildet. Mit zunehmendem Alter verlor sich die Fähigkeit der Laktasebildung. Diese Veränderung im Körper des Menschen ist als normal zu betrachten, da der Mensch eigentlich keine Milchprodukte nach der Stillphase braucht. Man vermutet, dass erwachsene Menschen vor mehr als 12.000 Jahren weltweit überhaupt keine Laktase in ihrem Dünndarm bildeten.

Laktoseintoleranz ist also keine Allergie, sondern nur ein durchaus natürlicher Enzymmangel.

Um den Kohlehydratanteil (Milchzucker) der Milch verdauen zu können, benötigen Mensch und Säugetier, wie bereits aufgeführt, das Enzym Laktase, chemisch als Beta-Galaktosidase bezeichnet. Laktase wird vorwiegend im oberen Dünndarmabschnitt gebildet, und zwar in den Mucosazellen des Bürstensaums.

Milchzucker ist ein Zweifachzucker (Disaccharid) und wird enzymatisch durch Laktase jeweils zu gleichen Teilen in Einfachzucker (Monosaccharide), Glukose und Galaktose aufgespalten.

Erst dann können die entstandenen Monosaccharide durch die Dünndarmwände in das Blut transportiert werden. Die Glukose dient dem Körper als Energiequelle. Die Galaktose (Schleimzucker) wird entweder in der Leber weiter zu Glukose verstoffwechselt oder über die Nieren ausgeschieden.

Bei Laktasemangel wird der Milchzucker enzymatisch nicht verdaut. Er gelangt ungespalten nach der Dünndarmpassage in den Dickdarm, wo er bakteriell verstoffwechselt wird. Es kommt zu Gärprozessen im Dickdarm, begleitet durch Blähungen, oft Übelkeit, abdominelle Schmerzen, Durchfälle oder auch Verstopfung.

Es werden unnatürlich große Mengen an Gasen (Kohlendioxid, Methan und Wasserstoff) abgesondert und vermehrt Buttersäuren, Milchsäuren, Essigsäuren, Ammoniak und andere Stoffwechseltoxine gebildet. Durch Steigung des osmotischen Drucks kommt es zu Wasseransammlungen, die Durchfälle verursachen. Es können aber auch Umkehrreaktionen mit Verstopfung entstehen.

Die Reaktionen sind nicht einheitlich. Bleibt die Ursache dieser Erkrankung über Jahre unentdeckt, so können gravierende gesundheitliche Beeinträchtigungen entstehen (Nahrungsmittelunverträglichkeiten, Allergien, chronischer Calciummangel, Osteoporose, Schädigung der Darmschleimhäute, Nierensteine, Herz-Kreislauferkrankungen o.ä.). Die langfristigen Auswirkungen sind bisher wissenschaftlich kaum erforscht.

Neuste Forschungsergebnisse weisen darauf hin, dass die Fähigkeit der meisten Nordeuropäer, lebenslang Laktase zu bilden, auf einer Genmutation beruht. Sie wird dominant vererbt im Gegensatz zum rezessiv vererbten Laktasemangel.

Bei der Unfähigkeit, Laktase zu bilden, werden drei Formen unterschieden:

Erstens: Der kongenitale Laktasemangel bezeichnet die angeborene Unfähigkeit, Laktase zu bilden, und ist eine äußerst seltene Erscheinung. Diese Form des Laktasemangels führt in der Regel zum Tod, wenn sie nicht vorzeitig erkannt wird.

Zweitens: Der sekundäre Laktasemangel beruht auf einer Erkrankung des Dünndarms bei chronischer Enteritis, chronischer Colitis, M. Crohn und Zöliakie/Sprue. Dieses Krankheitsbild ist unter Umständen reversibel, sofern die Grunderkrankung geheilt werden kann.

Drittens: Der irreversible Laktasemangel auf Grund genetischer Disposition ist die häufigste Erscheinungsform. Dieser Laktasemangel wird auch als primärer Laktasemangel bezeichnet. Die nach dem Kindesalter abnehmende Laktasebildungsfähigkeit ist ein völlig normaler physiologischer Vorgang und keine Erkrankung. Man kennt mittlerweile die Gene, die für die Beibehaltung der Laktaseproduktion verantwortlich sind, kann jedoch noch nicht vorausschauend angeben, wann bei jedem einzelnen Individuum die Laktasebildung eingestellt wird bzw. sich vermindert.

Der Laktasemangel wird weltweit auf 80% der Menschheit geschätzt, da geschätzt 97% der Asiaten noch das rezessive Gen des natürlichen Laktasemangels (ab 3.-5. Lebensjahr) weitervererben. Menschen mit Laktoseintoleranz werden als Alaktasier bezeichnet. Auch in den weißen Ethnien nordeuropäischer Herkunft ist der Laktasemangel noch in beträchtlichem Umfang vorhanden. Die Mehrheit dort gehört jedoch zu den Laktasebildnern (Laktasier). Innerhalb Europas zeigen sich ein Nord-Süd-Gefälle und ein West-Ost-Gefälle. In der schwedischen und dänischen Bevölkerung sollen nur circa 3% laktoseintolerant sein, bei den Deutschen schätzt man 15-20%, bei den Franzosen und Italienern circa 30%, bei den Süditalienern etwa 60% und bei den Griechen sogar 70%. Bei den Asiaten, den australischen und neuseeländischen Ureinwohnern sowie den nord- und südamerikanischen Ureinwohnern vermutet man zwischen 90-100% Laktoseintoleranz.

Die Laktoseintoleranz ist sehr einfach durch einen Laktosebelastungstest erkennbar.

Durch die Milchsäuerung wird der überwiegende Teil der Laktose zerstört, so dass Sauermilchprodukte in der Regel bezogen auf Laktose (nicht auf Milcheiweiß) besser verträglich sind.

(Die kritische Seite zur Milch: milchlos.de)

Wie kann Laktoseintoleranz behandelt werden?

Grundsätzlich ist der Zustand nicht heilbar, da es sich nicht um einen Krankheitszustand handelt. Natürlicherweise bildet sich die Laktaseherstellung nach der Stillperiode bei der Mehrzahl der Menschen weltweit zurück. Vernünftigerweise sollte man auf Milchprodukte weitestgehend verzichten, da das größere Problem im Milcheiweiß liegt. Es gibt heute Kautabletten mit dem Enzym Laktase, so dass man den Mangel umgehen kann.

XVII Woraus resultieren die Widerstände der orthodoxen Medizin gegenüber der Naturheilkunde?

Um diese Frage beantworten zu können, müssen wir in die Zeit um 600 n.Chr. zurückgehen. Es gab damals bezüglich der Medizin zwei Welten. Die eine war die Christliche. Wer vor 1200 Jahren so etwas wie ein „Arzt" werden wollte, musste in ein Kloster gehen, die lateinische Sprache lernen, um die von Laien übersetzte, fragmentarische, ungeordnet erhaltene griechische medizinische Literatur lesen zu können. Eine systematisch geordnete, auch praktische Lehre im heutigen Sinne gab es nicht. Die universitäre Lehre entwickelte sich erst Jahrhunderte später. Die erste Universität in Europa entstand um 1088 in Bologna. Die erste Universität in Deutschland wurde 1386 in Heidelberg gegründet.

Es gab allerdings im Raum des heutigen Libanon, Syrien, Irak und Iran schon um 600 n.Chr., in der Zeit des osmanischen Reiches, in der vorislamistischen Zeit, eine Hochkultur in der Medizin, die sich über Jahrhunderte auf der Basis der gleichen griechischen Literatur entwickelt hatte, die in die jeweiligen landesüblichen Sprachen übersetzt, geordnet, ergänzt und erweitert worden war. Eine erste Schrift aus dieser Zeit tauchte um 1700 in Paris auf und war etwas so Besonderes, dass nur auswählten Personen Zugang dazu gewährt wurde. Das medizinische Wissen und Können der westlichen Welt musste also neu erforscht und entwickelt werden.

Es gab um 600 n.Chr. im Orient Krankenhäuser mit Studenten, Assistenzärzten, Oberärzten und Chefärzten mit verschiedenen Facharztabteilungen (Chirurgie, Innere Medizin, Gynäkologie usw.) und Hörsäle, in denen gelehrt wurde. Jeder, der Arzt werden wollte, musste zum Schluss seiner Lehre eine Prüfung ablegen.

Diese Kultur in der Medizin entstand aus dem gleichen griechischen Wissen, das noch zu Hildegard von Bingens Zeit (1098-1179) in Deutschland in den Klöstern unter Verschluss lag und nur Auserwählten zugänglich war.

Die medizinische Hochkultur des osmanischen Reiches wurde mit und durch den Islam um das ganze Mittelmeer bis einschließlich Spanien verbreitet. Selbst in Spanien gab es, z.B. in Cordoba, Krankenhäuser, in denen die medizinische Kultur in gleicher Weise gepflegt wurde. Da das Christentum den Islam und seine Kultur als Heidentum zurückwies, lehnte es ebenso dieses hoch entwickelte medizinische Wissen ab. Während Schulbildung damals im Orient Pflicht war, brüsteten sich hier Adlige damit, dass sie nicht schreiben konnten und brauchten, da es Schreiber gab.

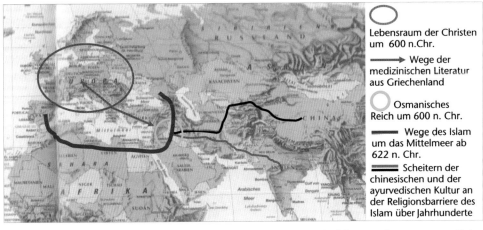

Abb. 40: Darstellung der Verhinderung frühzeitig positiver Einflüsse auf unsere westliche Medizin.

So wird verständlich, dass unser medizinisches Wissen quasi neu entdeckt werden musste. Manche Krankheit, die von persischen Ärzten bereits um 800 n.Chr. beschrieben worden war, wie z.B. das „neu" entdeckte *Röhmheldsyndrom*, musste so erneut erkannt und beschrieben werden.

Ein Zeitsprung von ungefähr 1000 Jahren zeigt, dass sich in unserer sehr bescheidenen medizinischen Kultur nichts entscheidend verbessert hatte.

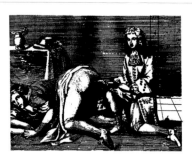

Die Applizierung des Klistiers
war nach dem Aderlaß die zweitwichtigste therapeutische Maßnahme. Besonders häufig wurde es bei Herzerkrankungen angewandt. Es sollte verhindern, daß schädliche Dämpfe aus Magen und Darm zum Herzen aufsteigen und es „kränken".
(Kupferstich des 18. Jhs.)

Abb. 41: Klistier in Knie-Ellenbogenlage.

Das Klistier, um 1800 n. Chr. die zweitwichtigste medizinische Maßnahme neben dem Aderlass, zeigt die Armut unserer Medizin in der damaligen Zeit. Dann, in nicht einmal 200 Jahren, entwickelte sich unsere medizinische Kultur rasant, parallel zum und befruchtet durch das Industriezeitalter, das die kurze und schnelle Entwicklung begünstigte. Diese ging einher mit dem Aufkommen der Geisteshaltung des Materialismus, der unsere westliche Medizin bis heute prägt.

Der religiöse Gürtel des Islam um das Mittelmeer war wie ein Sperrgürtel für andere medizinische Kulturen. Das Wissen und die Kultur der traditionellen chinesischen und der ayurvedischen Medizin fanden dadurch erst in den letzten 50-70 Jahren Eingang in die naturheilkundliche Medizin, nicht zuletzt blockiert durch die materialistische Ausrichtung unserer christlichen Kultur.

Für uns ist weniger die Kräutermedizin der Chinesen wichtig. Wesentlich ist ihre bioenergetische Denk- und Handlungsweise, wie sie sich in der Akupunkturlehre zeigt, die wir heute als eine Therapie der physiologischen Software interpretieren können.

Die deutsche Naturheilkunde basiert bis heute auf dem Bäderwesen. So z.B. in der Felketherapie, in der die wesentlichen Elemente Licht, Luft, Wasser, Erde, Bewegung, Ruhe, Ernährung und Phytotherapie sind. Damit entspricht sie einer rein materiell ausgerichteten Medizin, ebenso wie die orthodoxe Schulmedizin. Die Homöopathie grenzte sich bewusst aus der Naturheilkunde aus.

Die Akupunkturlehre ist bis heute leider noch kein Pflichtbestandteil in der Grundausbildung der Naturheilkunde. Somit fehlen der Naturheilkunde wie auch der orthodoxen Medizin gleichermaßen komplementäre diagnostische und therapeutische Methoden, die sich durch die chinesische Akupunkturlehre erschließen lassen.

Zusammenfassend ist festzustellen, dass die Entwicklung des materialistischen Weltbildes der christlich orientierten westlichen Welt bisher keinen Zugang zu der polaren Denkweise der chinesischen Akupunkturlehre finden konnte, in der wir die sich ergänzende Dualität der physiologischen Software und physiologischen Hardware beim Menschen in der Einheit der chinesischen Monade erkennen können. Dies soll nun im nächsten Kapitel weiter erläutert werden.

XVIII Grundlagen der komplementären Diagnostik

Für einen Zugang zu den Wesenszügen einer komplementären Diagnostik ist es hilfreich, sich mit zwei wesentlichen Symbolen der Akupunkturlehre zu beschäftigen:

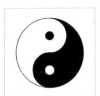

Abb. 42:
Die chinesische
Monade.

„Ein jedes Ding hat zwei Seiten", sagt der Volksmund. In der chinesischen Monade finden wir diese Weisheit symbolisiert. (aus gr. Sýmbolon Wahrzeichen [zs. aus gr. syn zusammen + bállein werfen; eigentlich Zusammengeworfenes, -gefügtes]). Weiß und Schwarz stehen sich entgegengesetzt gegenuber, symbolisch für die Polarität, die unser Leben bestimmt:

- Tag und Nacht,
- Materie und Information,
- Freud und Leid,
- heiß und kalt,
- Gesundheit und Krankheit.

Die Übergänge sind fließend, es gibt keine eindeutigen Grenzen, keine einfachen Kausalitäten und Linearitäten. Es gibt nichts 100%iges, symbolisiert durch den weißen Punkt im schwarzen und umgekehrt den schwarzen Punkt im weißen Segment. Umschlossen ist die Dualität von Weiß und Schwarz von dem Kreis, einem Symbol der Unendlichkeit in Einheit mit dem Göttlichen, die wir zu Lebzeiten nie erreichen können.

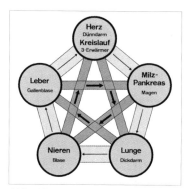

Abb. 43: Darstellung der 5-Bewegungen als Symbol der Ganzheit.

In Analogie dazu gibt es neben der materiellen Seite einer Krankheit, die sich in einem Befund dokumentiert und gewissermaßen einen „Hardwaredefekt" darstellt, eine immaterielle Dimension, hier bereits oft „physiologische Software" genannt, die therapeutisch ebenso anzuerkennen ist. Hardware und Software des Menschen stehen in einer Wechselbeziehung gleichberechtigter Faktoren von Krankheit und Gesundheit zueinander und bedürfen gleichermaßen der therapeutischen Würdigung.

Die so beschriebene duale Denkweise fand sich nicht nur in der chinesischen Medizin und Philosophie, sie war bereits ein fester Bestandteil in der germanischen Kultur. Eine Betrachtung des neben der Monade abgebildeten germanischen Piktogramms macht dies deutlich:

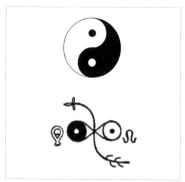

Abb. 44: Ein Symbol aus der germanischen Kultur als Pendant zu der chinesischen Monade.

Das Symbol der germanischen Kultur beinhaltet die gleiche Aussage wie die chinesische Monade. Ein weißer Kreis mit schwarzem Punkt symbolisiert neben dem Widderkopf das männliche Prinzip. Daneben, verbunden durch die liegende 8, die Lemniskate, heute noch in der Mathematik verwendet als das Zeichen der Unendlichkeit, liegt der schwarze Kreis mit dem weißen Punkt, ergänzt durch eine vereinfachte Darstellung des Uterus, symbolisch für das Prinzip des Weiblichen.

In der Mitte zwischen männlichem und weiblichem Symboldetail schlängelt sich ein zarter Keim, der für das Erneuernde, das Wachsende steht, das aus dem gemeinsamen Werden entsteht, mit drei Blättern an der Spitze und einer zarten Wurzel. Es sagt uns, dass jegliche Entwicklung immer an ein Miteinander der Prinzipien gebunden ist. Auch diese Darstellung lässt nicht Linearität, sondern dialogische Bipolarität erkennen. Das germanische Symbol zeigt uns, dass früher unser Wissen und Denken nicht nur materiell geprägt war. Wahrscheinlich ist dieses Wissen und Denken mit der Entwicklung der Institutionen der christlichen Kirchen verloren gegangen oder unterdrückt worden. Wissen ist Macht – und wer über Macht verfügt, steuert, dosiert und verhindert Wissen.

Zum Verständnis der Ganzheitsmedizin müssen wir heute komplementär die elementaren Grundlagen der „Software-Medizin" der über 4000 Jahre alten chinesischen Tradition zu Hilfe nehmen, da in der westlichen Überlieferung nur noch ungeordnete Fragmente vorhanden sind. Diese werden durch Vertreter der materialistischen Weltanschauung gern, wie auch die Akupunktur, in den Bereich der Esoterik abgeschoben. Esoterisch (gr. Esoterikós, wörtlich: innerlich, geheim, nicht für die Öffentlichkeit bestimmt) ist heute ein durch die Institutionen der christlichen Kirchen negativ belegter Begriff mit dem, aus mangelndem Verständnis, auch einzelne Methoden der Naturheilkunde belegt wurden. Gleichgesetzt wurde er mit einem Geheimwissen, das besonders von der Institution der Kirche reklamiert wurde.

Aus diesem Grund fehlt in der westlichen Kultur der materiellen Medizin die Ergänzung durch das Wissen der informellen Medizin. Um einen Vergleich aus der Computertechnik zu bemühen: Die moderne westliche Medizin hat einen hohen Hardwarestandard bei gleichzeitig unterentwickelter Software. Das führt zwangsläufig zu Leistungseinbußen. Das Wissen und das Verständnis der Akupunkturlehre, das wir heute aus der alten chinesischen Kultur entleihen müssen, ist die notwendige Ergänzung für den qualifizierten, naturheilkundlichen Ganzheitsmediziner.

Die chinesischen *5- Bewegungen* sind ein weiteres Symbol der Ganzheit.

Der Mensch wird in den 5-Bewegungen in 5 Systeme gegliedert, die alle miteinander und untereinander durch Akupunkturbahnen vernetzt sind. In dem „Begriff", eigentlich können wir es nicht begreifen, steckt Dynamik, ewiger Wandel, ewiges Fließen ohne Anfang und Ende, eben Leben. Erst im Tod tritt Starre ein, dem der Zerfall folgt. Jedes System beeinflusst jedes andere.

Für den Schulmediziner ist ein Zusammenhang von Herz und Dünndarm nicht nachvollziehbar. Verständlicher ist die Beziehung von Dickdarm und Lunge, da die Lunge in der embryonalen Entwicklungsphase von dem Darm abknospt, sich sozusagen aus dem Darm entwickelt und lebenslänglich mit dem Darm in Verbindung bleibt. Dies wird offensichtlich, wenn man sich verschluckt.

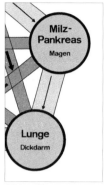

Abb. 45:
Ausschnitt aus
dem Symbol der
5-Bewegungen.

Was bedeutet der „Energiefluss" des Teilsystems Magen/Milz/Pankreas zu Lunge und Dickdarm? Es fließt nichts Materielles, physikalisch Berechenbares, Mess-, Zähl-, oder Wägbares, wie Blut, Lymphe, oder Nervenimpulse, sondern die weder messtechnisch erfassbare, noch begreifbare Lebensenergie *Chi*. Ersetzen wir zum besseren Verständnis das abstrakte Wort Chi durch das für uns verständlichere Wort *Seele*. Seele ist für uns in der christlich geprägten Gesellschaft aufgewachsene Menschen ein sehr bedeutsamer, aber offensichtlich weder eindeutig begreifbarer, noch definierbarer Begriff. Seele ist nicht messbar, zählbar und wägbar, für den Schulmediziner unter dem Begriff Psyche existent. Betrachten wir das nicht Begreifliche physikalisch, so berechnete Burkart Heim 12 Dimensionen. Das Begreifliche endet mit der 3. Dimension.

Dann kommt die 4. Dimension, nämlich die Zeit, die für uns erst relativ begreiflich wird, wenn wir sie durch Uhren materialisieren. Die 5. Dimension entspricht der formativen Ebene, wie sie sich Steiner vorstellte, eine Ebene die den Übergang zwischen Psyche (Seele) und Körper darstellt. Nicht materielle Kräfte werden materialisiert. Welcher der 12 Dimensionen (oder vielleicht welcher Dimension darüber hinaus) wir nun die Lebensenergie Chi zuordnen können, bleibt offen.

Die Darstellung der 5-Bewegungen vermittelt dem Leser auf den ersten Blick Verbindungen von Organen. In der westlichen, christlich geprägten Welt sieht man nur das materielle Organ und übersieht die Verknüpfung der Systeme, die nicht nur durch Blutgefäße oder Nervenbahnen gegeben sind, sondern durch die Akupunkturbahnen. Die fünf untereinander vernetzten Teilbilder symbolisieren Systeme (Untereinheiten), die Linien der Vernetzung markieren das Yin, also das immaterielle Gestaltungs- und Wirkungsprinzip, welches die Einheit und Ganzheit des Organismus bewirkt. Wir müssen uns in jedem der fünf Systeme die Einheit der chinesischen Monade im Sinne der Koppelung von Materie und Information (Hardware und Software in Analogie zur Computertechnik) vorstellen.

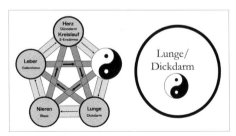

Abb. 46: Vorstellung der Koppelung von physiologischer Hardware und Software in der Akupunkturlehre.

Betrachten wir beispielsweise den Funktionskreis Lunge/Dickdarm. Auf den ersten Blick sehen wir ein System, das aus zwei isoliert wahrnehmbaren Organen der physiologischen Hardware besteht. Diesem System ist nach dem Verständnis der chinesischen Medizin das Gefühl von Trauer, die Traurigkeit, das Nicht-Loslassen-Können, das Nicht-Zulassen-Können, zugeordnet. Gefühle sind nicht quantifizierbar und materiell begreifbar und sind Ausdruck des Chi, oder in unserer Vorstellung der Seele. In jedem Fall sind sie Teil der physiologischen Software.

Freude hingegen ist ein positives Gefühl und ist dem Funktionskreis Herz/Dünndarm zugeordnet. Setzen wir Herz/Dünndarm im nächsten Bild in die Mitte, so erhalten wir, wenn wir an der Mitte ziehen, eine Pyramide, an deren Spitze die Freude als Ausdruck positiver Befindlichkeit steht.

Jedem Teilsystem sind bestimmte Gefühlsqualitäten zugeordnet. Diese sind Ausdruck der Seele. So lässt sich der Begriff der Psychosomatik erklären (Psyche[medizinisch]=Seele[theologisch]=Information, Soma=[Körper]–Materie).

Setzen wir Dickdarm und Lunge gleich der Hardware eines Computers, so entspricht der steuernde Energiefluss (=Software) der Bewegung der Seele in unserem Körper. Ein Beispiel: Jemand fühlt sich seit Wochen nicht wohl, leidet unter unregelmäßig auftretenden Kopfschmerzen, Müdigkeit und Leistungsschwäche. Wo liegt hier die Störung? Kopfschmerz, Müdigkeit und Leistungsschwäche sind subjektiv als Befindlichkeitsstörungen erfahrbar, aber nicht quantifizierbar. Es handelt sich bei derartigen Störungen um negative Einflüsse auf der informellen Ebene, also um Einwirkungen auf die physiologische Software des Patienten.

Nun geht Besagter zu seinem Hausarzt und erwartet auf Grund einer Untersuchung einen Befund und dann eine Behandlung. Der Hausarzt wird in üblicher Routine einen Check up mit Laborwerten, Ultraschalluntersuchung der Bauchorgane und EKG machen und – erwartungsgemäß – keinen Befund erheben können. Bei der Auswertung erklärt er den Patienten auf Grund der negativen Befunde für gesund und sieht

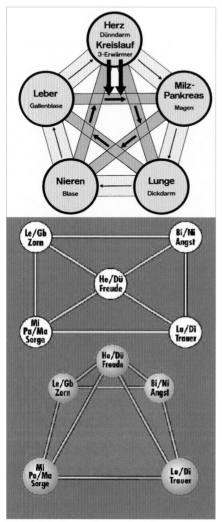

Abb. 47: Darstellung des Prinzips der Polarität an dem Symbol der Bewegungen unter Einbeziehung der zugehörigen Emotionen.

keinen Handlungsbedarf. Doch der Patient denkt: „Eigentlich bin ich zum Arzt gegangen, weil ich mich krank fühle!"

Solche und ähnliche Erfahrungen beschäftigen jeden Tag unzählige Menschen und führen sie in naturheilkundliche Arztpraxen. Die Situation enthält einen Widerspruch, der keiner sein sollte. Der Kollege Schulmediziner hat, um im Bild der Computertechnik zu bleiben, nur die Hardware untersucht (alles, was mess-, zähl- und wägbar ist). Die Software, das Informelle, die Seele, die im Gefühl und in der Selbstwahrnehmung ihren Ausdruck findet, also das *nicht* Mess-, Zähl- und Wägbare hat der Schulmediziner außer Acht gelassen, weil er nicht in dieser Dimension zu denken ausgebildet wurde. Dafür ist für ihn allenfalls der Psychologe oder der Psychiater zuständig.

Die Dimension der menschlichen Software zu verstehen, setzt eine umfassende Ausbildung in den Grundlagen der chinesischen Medizin voraus. *Jochen Gleditsch* hat in seinem Buch „Somatotopien und Reflexzonen" diese Thematik hervorragend bildlich bearbeitet.

Wie kann uns dieses Bild zur Ursache von Kopfschmerzen, Müdigkeit und Leistungsschwäche führen? Wir müssen in größeren Zusammenhängen denken lernen. Das System Lunge/Dickdarm ist grundsätzlich für die Aufnahme und Abgabe über die Häute zuständig. Sauerstoffmangel, Vitaminmangel, Mineralstoffmangel, aber auch ein Zuviel an Giftstoffen, die nicht ausgeschieden werden, können Ursache für die genannten Erkrankungen sein.

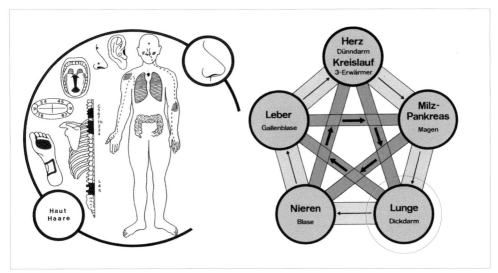

Abb. 48: Der Funktionskreis Lunge/Dickdarm nach J. Gleditsch entspricht der „Software" des Systems Lunge/Dickdarm der 5-Bewegungen der chinesischen Medizin.

Krankheit entsteht aus den vielen kleinen täglichen Sünden wider die Natur und die Krankheit bricht scheinbar auf einmal hervor. Hippokrates

Lungenschleimhaut und Darmschleimhaut stehen für die Ernährung und Ausscheidung. Wenn wir das Bild weiter analysieren, entdecken wir weitere Häute. Gelenkschleimhäute, Nasenschleimhaut, Magenschleimhaut, Gefäßschleimhaut und natürlich auch die äußere Haut. Alle Häute haben die gleichen Grundaufgaben, ernähren unterschiedliche Organe mit unterschiedlichen Aufgaben. Gefäßschleimhäute im Gehirn oder im Herz haben verständlicherweise unterschiedliche Aufgaben, da das Gehirn einige Stoffe nicht durchlassen darf, die dem Herz nicht schaden, und andere Nährstoffe als das Herz benötigt.

Gleiches gilt für Gelenkschleimhäute und Magenschleimhaut. Wir sehen in dem Funktionskreis Lunge/Dickdarm Zusammenhänge, die nur über „Softwarevernetzungen" erklärbar sind.

Zur „Software" Analyse wurden die folgenden speziellen Diagnoseverfahren gewählt.

XIX Die Kirlianfotografie – ein Fenster zur physiologischen Software des Menschen

Die Ursprünge der Kirlianfotografie reichen bis in das 17. Jahrhundert zurück. Der Göttinger Professor für Physik, *Georg Lichtenberg* (1742-1799), demonstrierte um 1770 bereits in eindrucksvollen Experimenten Leuchterscheinungen, die nach ihm benannt wurden.

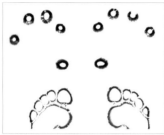

Abb. 49: Kirlianfotografie Beispiel

Er zeigte, dass nach Anlegen hoher elektrischer Felder Gasentladungen auftraten, sobald die Durchbruchsfeldstärke des Gases überschritten wurde. Die Strahlenbilder, die dabei auftraten, erwiesen sich als sensibel gegenüber den physikalischen Eigenschaften des Gases, aber auch gegenüber den Elektrodenanordnungen und allen weiteren Randbedingungen des Versuches. Heute sind Gasentladungen kein Geheimnis mehr. Jede Leuchtstoffröhre beruht auf diesem Prinzip. Auch die Kirlianfotografie nutzt die hohe Sensitivität der „Lichtbergentladungen" aus, um feinste Unterschiede in der dynamischen Regulation der menschlichen Hautoberfläche abzubilden.

Um 1890 entwickelte J. Narkiewicz-Jodko in Russland die Elektrofotografie weiter. Die Phänomene der Kirlianfotografie waren schon um die Jahrhundertwende unter dem Begriff der „Elektrofotografie" bekannt. Adolf Just beschrieb um 1901 die Besonderheiten der Elektrofotografie bereits in seinem Buch „Kehrt zurück zur Natur" und stellte sie fotografisch dar. Das russische Ehepaar *Kirlian* hat viel dazu beigetragen, die medizinisch-diagnostische Nutzbarkeit dieses Effektes zu erforschen. Seit Lichtenberg ist aber wenig geschehen, um die physikalischen Mechanismen genau zu beschreiben.

1973 gelang es dem Heilpraktiker *Peter Mandel*, die Phänomene der Elektrofotografie mit dem Wissen der Elektroakupunktur nach Dr. Voll und den Grundlagen der Akupunktur in Beziehung zu setzen. In einer Synthese dieser Ansätze hat Peter Mandel die Kirlianfotografie zu einem eigenständigen diagnostischen Verfahren entwickelt. Wir wissen heute, dass die Kirlianfotografie geringste Potentialunterschiede der menschlichen Haut mit einem Auflösungsvermögen von einem hundertstel Millimeter noch scharf abbilden kann. Vereinfacht geschieht dabei folgendes: In Bruchteilen von Sekunden wird die Hautoberfläche gegenüber einer Gegenelektrode auf eine hohe Spannung gebracht. Diese bewirkt durch Feldimmission, dass elektrische Ladungen aus der Haut austreten, deren kinetische Energie in der Größenordnung von einigen Kiloelektronenvolt hoch genug ist, um das umgebende Gas tausendfach zu ionisieren. Das Leuchten des angeregten Gases wird fotografisch erfasst. Es geschieht im Grunde genommen das Gleiche, was jeder schon einmal erlebt hat, wenn sich z.B. ein Kunststoffboden statisch aufgeladen hat und man dann eine Türklinke berührt: Es kommt dann häufig zu schmerzhaft spür- und sichtbaren, aber auch als Knacklaut hörbaren Entladungen durch überspringende Funken.

Bei der Kirlianfotografie läuft dieser Vorgang kontrolliert und reproduzierbar unter möglichst exakter Einstellung in einem Frequenzbereich ab, der für die Gesundheit unschädlich ist und schmerzfreie Entladungsvorgänge garantiert. Dabei treten besonders an den Hautstellen Funkenentladungen auf, die hohe Oberflächenladungen aufweisen. Das fotoempfindliche Papier bildet diese deutlich sichtbar ab. Wo keine Ladungen vorhanden sind, bleibt das Bild unbelichtet. Das Oberflächenladungsmuster der Haut, es gleicht einer Korona um die Finger- und Zehenbeeren, bildet ein Muster, welches diagnostisch auswertbar ist. Dabei sind Hautfeuchtigkeit und Andruck der Fingerspitzen bzw. der Zehen auf das Fotopapier zu vernachlässigen, während Narben und Hautdicke das Bild verändern können. Es ist Peter Mandels großer Verdienst, dieses komplexe Phänomen innerhalb von drei Jahrzehnten systematisch erforscht zu haben. Schwarz-Weißfotografien sind für die Interpretation der Hell- und Dunkeleffekte, der Kontraste, Muster und Asymmetrien völlig ausreichend und zudem einfach und schnell herzustellen.

Die individuellen energetischen Muster im Kirlianbild eines Menschen sind keine Abbildungen der Aura, sondern entsprechen der 5. Dimension, die Rudolf Steiner als die formative Ebene bezeichnete.

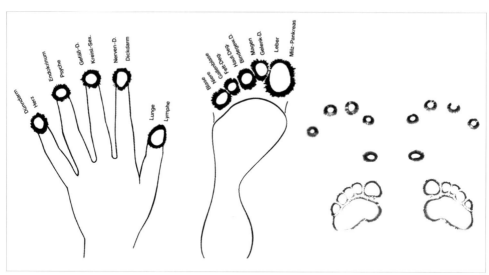

Abb. 50: Hand und Fuß im Kirlianbild nach Peter Mandel.

Bei der Erstellung eines Kirlianfotos werden in einer Dunkelkammer bei Rotlicht zuerst die Fingerspitzen des Patienten auf ein Fotopapier gelegt, unter dem für Sekunden ein Hochfrequenzfeld eingeschaltet wird. Dabei wird der Körper wie ein Kondensator aufgeladen. An der Grenzfläche der Haut, an den Finger- und Fußspitzen, kommt es wie beim Blitz zu einer Entladung und einem Leuchten, ähnlich der Neonleuchten. Diese Büschel- bzw. Koronaentladungen belichten das Fotopapier und lassen sich deuten. Das Foto steht sofort nach Entwicklung und Fixierung zur Diagnose zur Verfügung. Die bildlich dargestellten Phänomene können dann nach einer speziellen Topografie, die Peter Mandel entwickelte, medizinisch ausgewertet werden.

Die Kirlianfotografie öffnet ein Fenster zur physiologischen Software des Menschen. Die Aufnahme lässt eine Differenzierung hormonell-, organisch- und psychisch-regulativer Störungen zu. Zur Deutung der Phänomene ist eine ausführliche Anamnese erforderlich. Basierend auf dem Wissen der Grundlagen der Akupunktur, der Elektroakupunktur nach Dr. Voll und der besonderen Erfahrungen von Peter Mandel mit dieser Technik, ergibt sich eine leicht zu lernende Diagnostik.

Die entscheidenden Hinweise auf allergische Reaktionen im Inneren des Körpers finden wir am Mittelfinger. Dr. Voll beschrieb, gültig in der EAV bis heute, neben dem Kreislaufmeridian am Mittelfinger das so genannte Allergiedegenerationsgefäß. Am

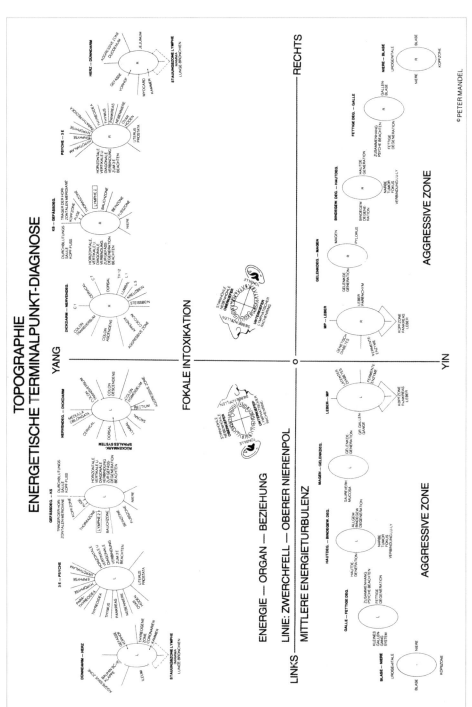

Abb. 51: Topografie der Kirlianfotografie.

Finger, nicht nur an der Fingerkuppe, finden sich einige Punkte, die Aussagen über eine Allergie im Körper zulassen. Es muss betont werden, dass wir uns auf der informellen Ebene, der physiologischen Software des Menschen, bewegen und dort nach Störungen des „Programms" suchen, so wie der Softwarespezialist Computerviren auf der Festplatte (aber in der Software!) aufspürt und eliminiert.

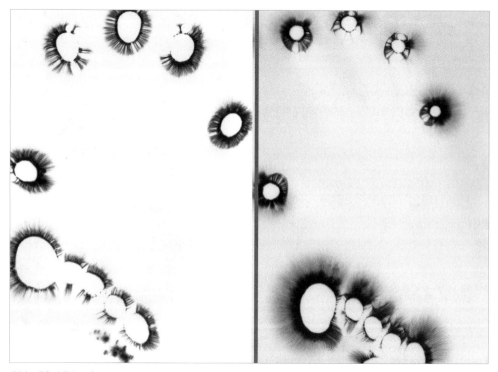

Abb. 52: Kirlianfotos im Vergleich

Das linke Foto zeigt besonders am Mittelfinger eine gesunde Strahlung, während das Foto der rechten Hand am zweiten und dritten Finger die Konstellation einer sichtbaren Glutenintoleranz darstellt.

Peter Mandel wich 1973 von der Meinung Dr. Volls ab, da er erkannte, dass auf der einen Seite des Mittelfingers der seit Jahrtausenden in der Akupunkturlehre bekannte Kreislaufmeridian unzweifelhaft existiert, auf der anderen Seite des Fingers jedoch ein Zusammenhang mit den Gefäßsystemen (Blut, Lymphe, Urin, Galle usw.) bestehen muss. Letztlich haben beide Auffassungen ihre Bedeutung, denn sie bilden, jede bezo-

gen auf ihren Gegenstandsbereich, Hilfen zur Erkennung von pathologischen Veränderungen an Gefäßsystemen.

Gerade in der Naturheiltherapie und in der Kur eröffnet sich hier eine Möglichkeit, sehr
schnell Befindlichkeitsstörungen zu objektivieren. Die statistischen oder statischen
„Werte" (Laborwerte, EKG, Ultraschalluntersuchungen u.a.) geben oftmals vor der
Therapie keine pathologischen Hinweise, weil der Patient „nur" in seiner Befindlichkeit, also in seiner physiologischen Software, Störungen aufweist.

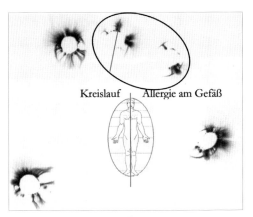

Abb. 53: Hinweise auf eine glutensensitive
Gastro-enteropathie im Kirlianfoto.

Die Kirlian-Fotografie gibt oftmals schon
in der Blickdiagnose den entscheidenden
Hinweis z.B. auf die Glutenintoleranz.

Wir sehen hier nur die rechte Hand eines
Patienten. Auf den ersten Blick sehen wir,
dass der Mittelfinger und der Ringfinger
weniger Energie abstrahlen als der Zeigefinger und der kleine Finger. Dieser
Zustand, braun oval eingerahmt, deutet
schon auf eine Glutenintoleranz hin.

Wir müssen uns bildlich ein „Männchen"
in die Korona unserer Finger denken.
Betrachten wir den Mittelfinger, so haben wir auf
der linken Fingerseite den Kreislaufmeridian und
auf der rechten Seite sehen wir nach Dr. Voll das
Allergiedegenerationsgefäß mit Aussagen über
Allergien und nach der Deutung von Peter Mandel Probleme mit Blut- und/oder Lymphgefäßen.
In der Tat müssen wir beides kombiniert beobachten. Es handelt sich hier um „Allergien" an Blut-,
Lymph- und anderen Gefäßen, wie Harnleiter,
Gallenwege usw., da alle Gefäße mit Schleimhaut
ausgekleidet sind und deshalb nach dem Prinzip
von Lunge/Dickdarm im Sinne der chinesischen
Medizin allergisch reagieren können. Im Sinne der

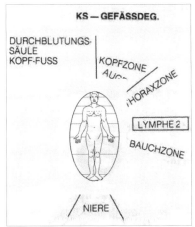

Abb. 54: Topografie der Kirlianfotografie am Mittelfinger rechts.

physiologischen Software sehen wir also am 3. Finger die Auswirkung von Nahrungs-mittelintoleranz am Körper des Menschen in den verschiedenen Etagen.

Zusammenfassend ist festzustellen, dass die Kirlianfotografie die Möglichkeit bietet, übersichtlich und zuverlässig die Zusammenhänge und Wechselbeziehungen von regulativen Störungen darzustellen.

XX Kinesiologische Diagnostik: Medikamenten- und Lebensmitteltest

Die 1987 bereits vierte Auflage des Buches „Touch for Health" von John F. Thie war der Impuls für den Beginn der Kinesiologie, einem faszinierend einfachen und nach-vollziehbaren, aussagestarken Muskeltest, der die Diagnostik im Rahmen der Felkethe-rapie bereicherte.

Grundsätzlich könnten wir über jeden Muskel testen. Am einfachsten jedoch ist der Test über den Schultermuskel, den Muskulus deltoideus. Die zu testende Person hebt in sitzender Position ihren rechten Arm, leicht über Schulterhöhe, gestreckt.

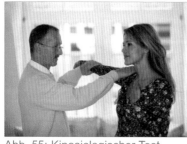

Abb. 55: Kinesiologischer Test.

Mit der rechten Hand drückt man leicht auf die Mitte des Unterarms und fordert die zu testende Person auf, einen Gegendruck aufzubauen und dem Druck standzuhalten, ohne die Position des Arms wesentlich zu verändern. Es geht nicht darum, die Muskelkraft der Testperson zu über-winden, sondern nur die Haltekraft des Muskels zu testen. Je geringer der Kraftaufwand ist, umso sensibler wird der Test.

Im nächsten Schritt des Tests legt die Testperson ihren rechten Zeigefinger locker an die Kinnspitze, während wieder die Energie der Oberarmmuskulatur getestet wird. Die Kinnspitze ist gesund und quasi ein „Nullpunkt" oder „Eichpunkt", den wir immer wieder als Zwischenschritt benutzen können, um die Spannkraft der Haltemuskulatur neu zu „eichen". Legt die getestete Person nun die Finger der rechten Hand z.B. an die Schilddrüse und die Energie (=Spannung) des rechten Arms gibt nach, so können wir daraus schließen, dass die Schilddrüse, vorsichtig ausgedrückt, regulativ, also in ihrer Software gestört ist. Die Laborwerte, die für die Schilddrüse relevant sind, können völlig in Ordnung sein, da es sich hier um Untersuchungsparameter der physiologischen Hardware handelt. Bei gesunder Hardware entsprechend dem Körperlichen, kann trotzdem die Software, der nicht begreifbare Zustand der Schilddrüse, gestört sein.

Wir übersetzen die Software-Störung der Schilddrüse in Muskelkraft und verdeutlichen so dem Patienten spürbar das gesundheitliche Problem, das mehrheitlich nicht durch Laboruntersuchungen objektivierbar ist. Es gibt sehr häufig eine „softwaremäßige Überfunktion" der Schilddrüse, die sehr gut auf homöopathische Komplexmittel anspricht (z.B. Hewethyreon Tabletten). Die Software kann schon lange gestört sein, ehe die Hardware reagiert. Geschilderte Symptome sind: Gelassenheit und innere Ruhe im Alltag fehlen, ebenso wie die emotionale Distanz zu Problemen. Man nimmt sich vieles zu sehr zu Herzen und verarbeitet es über den Magen. Stress macht sauer und es kann Haarausfall entstehen. Sollte eine manifeste Schilddrüsenerkrankung vorliegen, was im weiteren Testablauf, gegebenenfalls durch Laboruntersuchungen, herausgearbeitet wird, kann eine kombinierte Behandlung erfolgen.

Geben wir nun im nächsten Schritt der Testung Medikamente, ob allopathisch, phytotherapeutisch, homöopathisch oder gleich mehrere, zwischen linke Hand und Schilddrüse, so können wir über die Testung bestimmter Medikamente den Zustand der Schilddrüse beurteilen. Ein starker Testmuskel wird schwach, wenn bestimmte Zonen erkrankter Organe berührt werden. Das mit der rechten Hand auf die Zone aufgelegte, den Testmuskel stärkende Medikament signalisiert eine sinnvolle Behandlungsmöglichkeit und die entsprechende Tagesdosis des Medikamentes.

Jedes Medikament, ob allopathisch, phytotherapeutisch oder in homöopathischer Tiefpotenz, beinhaltet die Polarität von Yin und Yang – wirkt also auf die physiologische Hardware und Software des Menschen gleichermaßen. Bei homöopathischen Hochpotenzmitteln >D23 arbeiten wir ausschließlich in der physiologischen Software. Im kinesiologischen Test benutzen wir ebenfalls ausschließlich die Seite der physiologischen Software des Menschen. Über ein Jahrzehnt tägliche Erfahrungen mit dieser Testmethode geben Recht. Es würden wesentlich weniger allopathische Medikamente verordnet werden, weil falsche, unbeabsichtigte oder sogar schädliche Wirkungen festzustellen sind. Es kann aber auch ermittelt werden, dass die Tagesdosis an Cortison nicht verringert, sondern sogar noch einmal erhöht werden muss. So können wir ein Organsystem nach dem anderen abtesten, global einen bakteriellen Infekt von einem viralen unterscheiden oder Rückschlüsse auf eine Vergiftung ziehen und haben neben der Diagnose durch den Medikamententest sofort ein Therapiekonzept.

Wir arbeiten bei dieser Diagnosetechnik mit dem *Chi*, der bewegten dynamischen Energie des Körpers, die uns vielfach schon vor Ausbruch der Krankheit das Entstehen signalisiert.

Der kinesiologische Muskeltest ist die Grundlage einer idealen *Präventivdiagnostik*. Das Chi findet seinen Ausdruck in der Haltekraft der Muskulatur. Die Reaktion des Chi auf die softwareorientierte Wirkkraft von Medikamenten zeigt dem Therapeuten und der zu testenden Person über die Haltekraft der Muskulatur an, ob Medikamente geeignet, weniger geeignet oder überhaupt nicht geeignet sind. Einige schwächen den Muskel, während geeignete Medikamente in sensibler Abstufung die Haltekraft erstaunlich stärken. So lassen sich sehr schnell und zuverlässig Fragen nach der Art, Dosierung bzw. Absetzung von Medikamenten klären.

Es gibt fließende Übergänge zwischen Yin und Yang, messbar und nicht messbar. Ein Beispiel: Die Homöopathie. Das Verfahren ihrer Arzneimittelherstellung hat vordergründig etwas mit Verdünnung zu tun. Das ist der Teil, den der Schul- oder Yangmediziner bis 10^{-12} messtechnisch nachvollziehen kann. Bei höherer Verdünnung versagt jede heute bekannte Messtechnik.

Wir arbeiten in der Homöopathie aber mit viel höheren Verdünnungen. Ab der D23, der Loschmidt'schen Zahl, ist rechnerisch nur noch zufällig ein Molekül der Ursubstanz nachweisbar. Wir arbeiten aber, wie eben geschildert, mit noch viel höheren Verdünnungen, die dann aber logischerweise keine mehr sind. In der Homöopathie (gewissermaßen ein Vertreter der Yinmedizin) spricht man deshalb auch nicht von Verdünnung, sondern von *Potenzierung*, was auch auf dem Herstellungsverfahren beruht, bei dem jede weitere „Verdünnung" kräftig, nach einem festgelegten Verfahren, verschüttelt und damit *potenziert* wird. Man könnte sich vorstellen, dass wir die Software einer Pflanze sozusagen in die Clusterstruktur des Wassers prägen. Die Trägersubstanzen (Wasser-Alkohol-Gemisch, Globuli (Milchzucker) oder Milchzuckertabletten) sind demnach *biologische Datenträger*, vergleichbar der CD als technischer Datenträger.

Eine Tiefpotenz, z.B. eine D3, entspricht rechnerisch einer Verdünnung von 1:1000 und enthält noch materielle Anteile der Ursubstanz. Eine D30 enthält dagegen keine materiellen Bestandteile der Ursubstanz mehr. Sie ist ein rein informelles Medikament. Die Information wird durch das Potenzierverfahren auf die Clusterstruktur des Wassers aufgeprägt. Der Übergang von der Urtinktur, D1, D3, D6, D8, ... D15,... bis zur D30, von der Materie zur reinen Information, ist fließend.

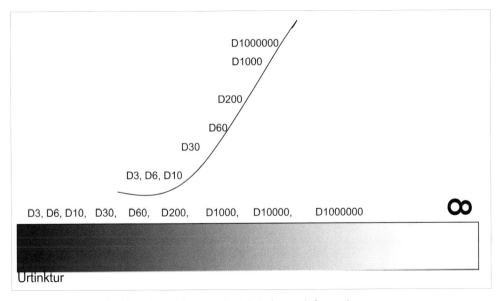

Abb. 56: Ansicht der Homöopathie; von der Materie zur Information.

So können wir uns vielleicht den Übergang von seelischen Zuständen in den körperlichen Bereich vorstellbar machen. Die Seele steuert und regelt wie eine Software im Computer. Wird die Seele krank, z.B. durch Mobbing, so wird der Körper krank. Der Volksmund sagt: Es ist „zum Kotzen", da „kommt mir die Galle hoch", es ist mir „auf den Magen geschlagen". Die sprachlichen Phrasen dokumentieren den Zusammenhang: Mens sana in corpore sano. Ein gesunder Geist wohnt in einem gesunden Körper.

Auch der Umkehrschluss gilt: Ist der Körper krank, wird auch die Seele krank. Im Menschen gibt es keine energetischen Einbahnstraßen. Die Seele wird auch durch den Körper gesteuert. Im Extremfall muss sie den Körper verlassen – im Tod. Er ist die Trennung von Körper und Seele. Der Körper ohne Seele, ohne Steuerung, zerfällt.

XXI Anmerkungen zum Verständnis von „Wissenschaftlichkeit"

Ein Wissenschaftler ist ein Mensch, der, wenn er alles wüsste, kein Wissen schaffen müsste. Wenn Sie die vorangegangenen Abschnitte gelesen haben, konnten Sie feststellen, dass es in der etablierten Medizin vielfach keine Erklärungsmodelle für Abläufe im Körper gibt, da es der hohen Wissenschaft unter Ausschluss der physiologischen Software noch nicht gelungen ist, alles wissenschaftlich zu begründen.

Ich habe in meinem Leben eine Diplomarbeit in meinem Studium zum Dipl. Ing. FH der Holztechnik in Rosenheim gemacht, habe im Studium der Medizin 3 ½ Jahre intensiv für meine Promotionsarbeit geforscht, ein Buch geschrieben und kleinere Veröffentlichungen abgeliefert. Hier, bei den Untersuchungen zu diesem Buch, wusste ich von vorneherein, dass ich im Sinne der orthodoxen Medizin „unwissenschaftlich" arbeite. Sie werden sich sicher fragen, warum ich mir dann so viel Mühe gemacht habe, Beweise zu liefern, die doch nicht anerkannt werden.

„Wer heilt, hat recht" gilt für mich an erster Stelle. Mich interessiert durchaus das Warum. Besonders, da ich täglich dort Erfolge habe, wo die etablierte Medizin an die Grenzen ihrer Wissenschaftlichkeit stößt, die sie sich selbst auferlegt hat.

Grundsätzlich gilt für die Gegenseite: „Alles muss messbar, zählbar und wägbar sein". Behandelbar ist nur das Begreifbare, eben nur alles, was materiell definiert ist. Für die Diagnostik gelten noch weitere Einschränkungen, wie z.B. die in dieser Arbeit verwendeten Laborparameter IgG4.

Dazu schreibt ein Kollege im Deutschen Ärzteblatt (8.7.05) zum Thema Nahrungsmit-telallergien: *„In letzter Zeit werden verstärkt nicht evaluierte Testmethoden für die Diagnostik einer Nahrungsmittelallergie (NMA), oder -unverträglichkeit angeboten. Dazu gehören auch Bestimmungen von IgG-Antikörpern gegen zahlreiche Nahrungs-mittel.*

Die Kritik betrifft nicht unbedingt die Methodik der IgG-Bestimmung, sondern die unzulässige Interpretation, da eine IgG-Produktion gegenüber Nahrungsmittelprotei-nen zur normalen Immunantwort gehört und keinerlei Krankheitswert hat. Andere untaugliche Diagnoseverfahren mit Nahrungsmitteln sind Kinesiologie, Bioresonanz-und andere elektrische Verfahren wie EAV=Elektroakupunktur nach Dr. med. Voll.

Eine seriöse und rationale Abklärung von NMA beruht auf einer diagnostischen Pyra-mide aus Anamnese, Hauttests, IgE-Bestimmung und speziellen Labortests (basophi-le Allergenstimulationstests).

Positive Testergebnisse sind nur bei korrespondierenden Symptomen klinisch rele-vant.

Bei unklarem Zusammenhang kann eine (kontrollierte) orale Provokation die Diagno-se sichern. "

Der Kollege schreibt im Text, bezogen auf Kinesiologie, Kirlianfoto und Allergiebestim-mung vom Spättyp IgG4: *„Durch die vorhandenen diagnostischen Lücken fällt es den Anbietern besonders bei schwer behandelbaren chronischen Krankheiten oder bei schwer fassbaren funktionellen Störungen einfach, unbewiesene Behauptungen und nicht belegte Theorien jenseits des wissenschaftlichen Kenntnisstandes zu verbrei-ten. "*

Der Kollege gibt zu, dass es:

1. *diagnostische Lücken gibt.* Die materialistisch orientierte westliche Medizin stößt durch ihre Definitionen an selbst gesetzte Grenzen, die sie auch bei schweren chro-nischen Krankheiten nicht aufgibt. Dann ist der Patient eben nicht behandelbar. Richtig nur im Sinne des Materialismus. Behandelbar ist nur das, was begreifbar ist. Wo bleibt hier die physiologische Software des Menschen?

2. *diagnostische Lücken, besonders bei chronischen Erkrankungen gibt.* Gerade chronische Erkrankungen und funktionelle Störungen sind die Domäne der Naturheilkunde. Wir fangen mehrheitlich da an, wo die Schulmedizin aufgegeben hat, im Sinne von Yin und Yang. Jede Medizin hat ihre Schwerpunkte und ihre Stärken. Einigkeit macht stark. Wir brauchen beides, Schulmedizin und Naturheilkunde im Sinne der Polarität von Yin und Yang.

3. *einen begrenzten wissenschaftlichen Kenntnisstand gibt.* Meine „unbewiesenen Behauptungen" betreffen die physiologische Software, die ich selbstverständlich nicht im Sinne der physiologischen Hardware, dem Körperlichen, beweisen kann. Hier sollte der Kollege seine Begrenzung aufgeben und erst einmal grundsätzlich anerkennen, dass es eine physiologische Software gibt.

4. *viele Menschen gibt, die diese verschiedenen softwareorientierten diagnostischen Methoden, wie EAV, Kinesiologie, Kirlianfoto usw., bei sich anwenden lassen.* Warum? Weil sie privat, aus der eigenen Tasche bezahlt werden müssen oder weil sie doch bei chronisch therapieresistenten Erkrankungen Heilwege aufzeigen? Die Menschen sind nicht so dumm, wie der Kollege glaubt. Sie suchen und finden damit Heilung und sind auch gerne bereit, für die Erfolge privat zu bezahlen.

Der Kollege macht einen Denkfehler, indem er davon ausgeht, dass in der Bevölkerung häufiger NMA angenommen werden, als für ihn tatsächlich vorliegen. Es sind von meinen Studien ausgehend noch weit mehr Fälle als die Bevölkerung annimmt. Für ihn muss das absolut unvorstellbar sein.

Wo liegt der Denkfehler?
In dem linearen Denken der orthodoxen medizinischen Lehre (s. Seite 101).

Beispiel: Ein Kollege vermutet eine Allergie gegen Milch. Er macht einen Pricktest und sieht keine Reaktion auf der Haut der getesteten Person. Nach dem Motto: „Wenn ich nichts sehe, bildet Ihr Körper keine Antikörper, also können Sie weiterhin alle Milchprodukte essen". Damit ist leider keinesfalls der Verdacht ausgeräumt. Es könnte ja allein schon ein Testfehler gemacht worden sein. Deshalb wäre es sinnvoll, zumindest eine zeitbefristete Auslassdiät in Bezug auf Milchprodukte zu machen. Und siehe da, vielen Patienten, bei denen nichts gefunden wurde, geht es plötzlich besser. Diese Erfahrung habe ich im Laufe von 23 Jahren sehr häufig mit der Anwendung von Heilfasten und Auslassdiäten gemacht, ohne jegliche Labordiagnostik. Irgendwann trauen Sie dieser Art von Diagnostik und der Interpretation von Kollegen nicht mehr.

Nach dem Prinzip von Yin und Yang kann auch ich nicht 100% Recht und Erfolg haben. Diagnose und Therapie in der physiologischen Software und Nischendiagnostik, wie der IgG4-Nahrungsmitteltest, geben aber noch Möglichkeiten, Menschen zu gesunden, bei denen die Schulmedizin mit ihrer ganzen teuren Apparatemedizin versagt. Sollen wir den Menschen diese Chance nehmen, nur weil die „Wissenschaft" nicht bereit ist, sich auf ein erweitertes Paradigma einzulassen?Ich untersuche jeden Patienten kinesiologisch, teste damit täglich Nahrungsmittel und Medikamente. Ich würde es sicherlich nicht tun, wenn ich keine Erfolge damit erzielt hätte.

Vier wesentliche Grundsätze der Ernährungslehre
1. Weniger ist mehr
2. Gesundheit muss gelebt werden
3. Das Medikament Nr.1 ist unsere Nahrung
4. Auch das Essen ist an Rhythmen gebunden

Ich habe über 200 Untersuchungen standardisiert mit dem „wissenschaftlich evaluierten" IgE-vermittelten Test gemacht. Die Ergebnisse waren für mich frustrierend, oft falsch, negativ, da ich diese Tests vor dem Heilfasten durchführte und nachher die guten Ergebnisse der Auslassdiät sah, sie aber nicht „wissenschaftlich" beweisen konnte. Danach habe ich genauso standardisiert über 680 Personen mit dem IgG4-vermittelten Bluttest untersucht und eindeutige Zusammenhänge herstellen können. Hier bestreite ich die Aussage des Kollegen entschieden, dass IgG4-Antikörper gegen Nahrungsmittel einer intakten Immunantwort entsprechen und keinesfalls als krankmachend im Sinne NMA einzustufen sind. Die vorliegende Studie in Zusammenarbeit mit dem Labor Ganzimmun ist sicher labortechnisch eine der größten in Europa und wäre es wert, weiter durch Doktoranten aufgearbeitet zu werden. Warum gibt es mehr Lebensmittelallergien als sich die Medizin vorstellen kann? Zum einen liegt es natürlich an der linearen Interpretation der Testwerte. „Wenn ich nichts sehe, dann besteht auch keine Allergie." Zum anderen wird ein normaler Schulmediziner nie bei Hypertonie, Herzinfarkt, Alzheimer, Epilepsie, Migräne, Hepatitis, Diabetes mellitus, chronischen Harnwegsinfekten, Abortneigung usw. nach allergischer Ursache forschen.

Wissenschaft sollte nicht dort enden, wo die materielle Beweisbarkeit endet.

Bezugsadressen von Firmen

Am einfachsten über Internet (Bäckerei, glutenfrei): z.B.
www.feinkost-glutenfrei.de
www.schaer.com/de

Ansonsten können glutenfreie Waren über Bio-Läden und Reformhäuser, über das Internet, zunehmend aber auch über Großmärkte bezogen werden. bezogen werden.

Beratung
bezüglich glutenfreier Kost durch die
Deutsche Zöliakiegesellschaft e.V.
Filderhauptstr. 61
70599 Stuttgart
Tel. 0711/45 99 81-0
Fax: 0711/45 99 81-50
E-Mail: info@dzg-online.de
www.dzg-online.de

Tipp: Werden Sie Mitglied der Gesellschaft. Einigkeit macht stark!

Literatur

Abenavoli L, Proietti I, Leggio L, Ferrulli A, Vonghia L, Capizzi R, Rotoli M, Amerio PL, Gasbarrini G, Addolorato G: Cutaneous manifestations in celiac disease. World J Gastroenterol, 2006 Feb 12. 6: 843-852

AJINOMOTO FOODS DEUTSCHLAND. Activa Transglutaminase

Al-Toma A, Goerres MS, Meijer JW, Peña AS, Crusius JB, Mulder CJ: Human Leukocyte Antigen-DQ2 Homozygosity and the Development of Refractory Celiac Disease and Enteropathy-Associated T-Cell Lymphoma. Clin Gastroenterol Hepatol. 2006 Mar 4. 3: 315-319

Anheim M, Degos B, Echaniz-Laguna A, Fleury M, Grucker M, Tranchant C: Ataxia associated with gluten sensitivity, myth or reality? Rev Neurol (Paris), 2006 Feb 16. 2: 214-221

Arslan N, Büyükgebiz B, Oztürk Y, Ozer E: The prevalence of liver function abnormalities in pediatric celiac disease patients and its relation with intestinal biopsy findings. Acta Gastroenterol Belg.. 68 4: 424-427

Atkinson et al.: Food elimination based on IgG antibodies in irretable bowel syndrome - a randomised controlled trial. 2004 GUT 53. 1459-1464

Barbato M, Viola F, Miglietta MR, Argo G, Iulianella VR, Di Giuseppe S, Pippa G, Gentiloni Silverj F, Lo Russo L, Frediani T, Lucarelli S, Multari G, Cardi E: Association between insulin dependent diabetes mellitus and coeliac disease. A study on 175 diabetes patients. Minerva Gastroenterol Dietol., 1998 Mar 4. 1: 1-5

Baudon JJ, Chevalier J, Boccon-Gibod L, Le Bars MA, Johanet C, Cosnes J: Outcome of infants with celiac disease. Gastroenterol Clin Biol., 2005 Nov 29. 11: 1097-1102

Betterle C, Lazzarotto F, Spadaccino AC, Basso D, Plebani M, Pedini B, Chiarelli S, Albergoni M: Celiac disease in North Italian patients with autoimmune Addison's disease. Eur J Endocrinol, 2006 Feb. 154 2: 275-279

Begerau M-D: Oligosymptomatische Formen der glutensensitiven Enteropathie. Bachelorarbeit, Prof. Dr. C Kunz. Gießen, Aug. 2004

Biesalski H-K: Ernährungsmedizin. Thieme Verlag 2004. ISBN 3-13-100293-X

BIOL: Modellhafter Einsatz des Biokatalysators Transglutaminase zur Erhöhung der mikrobiologischen Sicherheit bei Fisch und Fischprodukten. Universität Bremen [AZ: 13053/07]. www.lebensmittel.nachhaltig.info/Projekte/ Transglutaminase/transglutaminase.html

Bolland A: Eine Idee wird gelebt. Edition CO'MED, CO'MED Verlags GmbH, Hochheim 1999

Bucci P, Carile F, Sangianantoni A, D'Angiò F, Santarelli A, Lo Muzio L: Oral aphthous ulcers and dental enamel defects in children with coeliac disease. Acta Paediatr. 2006 Feb. 95 2: 203 207

Bustos D, Moret A, Tambutti M, Gogorza S, Testa R, Ascione A, Prigoshin N: Autoantibodies in Argentine women with recurrent pregnancy loss. Am J Reprod Immunol. 2006 Mar. 55 3: 201-207

Cadahia V, Rodrigo L, Fuentes D, Riestra S, De Francisco R, Fernández M: Celiac disease (CD), ulcerative colitis (UC), and primary sclerosing cholangitis (PSC) in one patient: a family study. Rev Esp Enferm Dig. 2005 Dec. 97 12: 907-913

Dayer Dr E, Délèze Dr G, Sion: Zöliakie und Antikörper anti-Transglutaminase. Caduceus Express 2002 Okt, Band 4, Nr. 4

Deutsche Forschungsanstalt für Lebensmittelchemie: Jahresbericht 2004

Deutscher Bundestag: Sondergutachten des Rates von Sachverständigen für Umweltfragen, Umwelt und Gesundheit. Drucksache 14/2003

DGAI, ÄDA, DAAU: Weißbuch Allergie in Deutschland. Urban und Vogel Medien- und Medizinverlagsgesellschaft München 2000. ISBN 3-86094-128-3

DGE: Neue Ernährungspyramide, 2005

Di Sabatino A, Rosado MM, Cazzola P, Riboni R, Biagi F, Carsetti R, Corazza GR: Splenic hypofunction and the spectrum of autoimmune and malignant complications in celiac disease. Clin Gastroenterol Hepatol. 2006 Feb 4. 2: 179-186

Ditschuneit H, Wechsler JG: Das modifizierte Fasten. Gerhard Witzrock Verlag, 1981

DZG Deutsche Zöliakiegesellschaft: Marsh 3a bis 3c. www.dgz-online.de

DZG Deutsche Zöliakiegesellschaft: Aufstellung glutenfreier Lebensmittel. 2004. www.dgz-online.de

E.U.L.E.N-Spiegel Wissenschaftlicher Informationsdienst des Europäischen Instituts für Lebensmittel- und Ernährungswissenschaften. 4-5/2004

E.U.L.E.N-Spiegel 2001: H.1, Seite 10; 2003. H.1, Seite 3ff

Fanciulli G, Azara E, Wood TD, Dettori A, Delitala G, Marchetti M: Quantification of Gluten Exorphin A5 in cerebrospinal fluid by liquid chromatography-mass spectrometry. J Chromatogr B Analyt Technol Biomed Life Sci.. 2006 Feb 27

Fasano, A et al: Zonulin - a newly discovered modulator of intestinal permeability and its expression in coeliac disease. Lancet 355. 2000 Apr 29. 1518-1519 Abstract

Fasano, Lu.R. Affinity purification and partial characterization of the Zonulin/zonula occludens toxin (Zot) receptor from human brain. Journal of Neurochemistry 78, 1999 Jan. 320-326

Fasano A: Researchers find increased Zonulin Levels among Celiac Disease Patients, 2000 Releases - University of Maryland Medical News

Ferrante P, Masci S, D'Ovidio R, Lafiandra D, Volpi C, Mattei B: A proteomic approach to verify in vivo expression of a novel gamma-gliadin containing an extra cysteine residue, Proteomics. 2006 Mar 6. 6: 1908-1914

Fratzer U: Schach der MS. Bestandsaufnahme und neue Strategie gegen Multiple Sklerose. Printul Verlag, München, 1993

Frauenhofer-Institut für Verfahrenstechnik und Verpackung. Neue Produktformen für die Lebensmittelindustrie durch enzymatische Vernetzung von Pflanzenproteinen mit Transglutaminase. E-Mail: udo.knauf@ivv.frauenhofer.de

Gabrovská D, Rysová J, Filová V, Plicka J, Cuhra P, Kubík M, Barsová S: Gluten determination by gliadin enzyme-linked immunosorbent assay kit - interlaboratory study, J AOAC Int. 89 1: 154-160

Giorgetti GM, Tursi A, Brandimarte G, Anemona L: Small bowel adenocarcinoma as first presentation of coeliac disease. Minerva Gastroenterol Dietol. 2002 Dec. 48 4: 347-350

Gleditsch J: Somatotopien und Reflexzonen. WBV-Verlag Bielefeld

Hadjivassiliou M, Mäki M, Sanders DS, Williamson CA, Grünewald RA, Woodroofe NM, Korponay-Szabó IR: Autoantibody targeting of brain and intestinal transglutaminase in gluten ataxia Neurology. 2006 Feb. 66 3: 373-377

Groh W, Brauchle A: Die Geschichte der Physiotherapie. Haug Verlag, 1971

Hagel I: „Auswirkung einer Schwefeldüngung auf Ertrag und Qualität von Weizen schwefelgefährdeter Standorte des ökologischen Landbaus". Institut für biologisch-dynamische Forschung, Brandschneise 5, 64295 Darmstadt, 1999

Harms NK, Caspary WF: Die Zöliakie und Sprue – Zöliakie des Erwachsenen, Hrsg.: Deutsche Zöliakie-Gesellschaft, e.V. Filderhauptstraße 61, 70599 Stuttgart

Hausen A: Experimentelle Studien an Darminhaltstoffen bei standartisierter Ernährung nach F.X. Mayr. EHK 2005. 54: 497-507

Heil PM, Volc-Platzer B, Karlhofer F, Gebhart W, Huber WD, Benesch T, Vogelsang H, Stingl G: Transglutaminases as diagnostically relevant autoantigens in patients with gluten sensitivity. J Dtsch Dermatol Ges. 2005 Dec. 3 12: 974-978

Heufelder, Prof. Dr. A: Kryptopyrrolurie, München. www.five-bodies-research.com/krypto/krypto1.htm

Hischenhuber C, Crevel R, Jarry B, Mäki M, Moneret-Vautrin DA, Romano A, Troncone R, Ward R: Review article. Safe amounts of gluten for patients with wheat allergy or coeliac disease. Aliment Pharmacol Ther. 2006 Mar 23. 5: 559-575

Huebner ES, Surawicz CM: Diagnosis of celiac disease in a patient with fecal incontinence.

Nat Clin Pract Gastroenterol Hepatol. 2006 Mar 3. 3: 172-175

Humbert P, Pelletier F, Dreno B, Puzenat E, Aubin F: Gluten intolerance and skin diseases. Eur J Dermatol. 16 1: 4-11

Hunke S: Allahs Sonne über dem Abendland. Fischer Taschenbuch Verlag. ISBN 3-596-15088-4

Ihara M, Makino F, Sawada H, Mezaki T, Mizutani K, Nakase H, Matsui M, Tomimoto H, Shimohama S: Gluten sensitivity in Japanese patients with adult-onset cerebellar ataxia. Intern Med. 2006 Mar. 45 3: 135-140

Institut für Pflanzenerkrankungen Universität Bonn: Deoxynivalenol (DON), T2-Toxin

J. Natl Cancer Inst 97: Schützt Vitamin B6 vor Darmkrebs? Plasma vitamin B6 and the risk of colorectal cancer and adenoma in women 2005. 684-692

Jama: Vol 287, No.23. June 19, 2002

Jama: Vol 294. 2005, 2849

Jastroff Prof. B: Literaturverzeichnis, Zentrum für Umweltforschung und Umwelttechnologie Universität Bremen. www.wikipedia.de die freie Enzyklopädie Transglutaminase 16.03.06

Jonson U: Die Basistherapie. Verlag Ius Salutatis 2002

Jurani Z, Radic J, Konic-Ristic A, Jelic S, Mihaljevic B, Besu I: Antibodies contained in "M" component of some patients with multiple myeloma are directed to food antigens? Leuk Res. 2006 Mar 3

Just A: Zurück zur Natur. 1896

Kalaydjian AE, Eaton W, Cascella N, Fasano A: The gluten connection - the association between schizophrenia and celiac disease. Acta Psychiatr Scand. 2006 Feb. 113 2: 82-90

Karinen H, Kärkkäinen P, Pihlajamäki J, Janatuinen E, Heikkinen M, Julkunen R, Kosma VM, Naukkarinen A, Laakso M: Gene dose effect of the DQB1*0201 allele contributes to severity of coeliac disease. Scand J Gastroenterol. 2006 Feb. 41 2: 191-199

Kilmartin C, Wieser H, Abuzakouk M, Kelly J, Jackson J, Feighery C: Intestinal T cell responses to cereal proteins in celiac disease. Dig Dis Sci. 2006 Jan. 51 1: 202-209

Kirkamm R: Neue diagnostische Möglichkeiten zur Abklärung von Nahrungsmittelunverträglichkeiten. Labor GANZIMMUN, Fachinformation Allergo-Screen-Konzept. www.ganzimmun.de

Kirkamm R: Möglichkeiten der Labordiagnostik. Labor GANZIMMUN, Fachinformation Histamin-Intoleranz (HIT)

Kollath W: Regulatoren des Lebens – vom Wesen der Redoxsysteme. Haug Verlag

Koutroutsos K, Tsiachris D, Papatheodoridis GV, Tiniakos DG, Zafiropoulou R, Archimandritis AJ: Simultaneous Diagnosis of Ulcerative Jejunoileitis and Coeliac Disease in an Elderly Man, Digestion. 2006 Feb. 73 1: 20-24

Lauseker M, Melzer A, Fuchsbauer H-L: Nachweis von Transglutaminase - Substraten in der Zellwand von Streptomyces mobaraensis. Zentrum für Forschung und Entwicklung der Fachhochschule Darmstadt

Mallant-Hent RCh, Mary B, von Blomberg E, Yüksel Z, Wahab PJ, Gundy C, Meyer GA, Mulder CJ: Disappearance of anti-Saccharomyces cerevisiae antibodies in coeliac disease during a gluten-free diet. Eur J Gastroenterol Hepatol. 2006 Jan. 18 1: 75-78

Mancilla AC, Madrid S-AM, Valenzuela EJ, Morales BA, Hurtado HC, Smok SG, Ledezma RR, Castillo MI, Rivas QM, Brahm BJ: Adult celiac disease: clinical experience. Rev Med Chil. 2005 Nov. 133 11: 1317-1321

Martin M: Labordiagnostik in der Naturheilkunde. Urban & Fischer Verlag 2002

Maslova MV, Maklakova AS, Sokolova NA, Ahmarin IP, Goncharenko EN, Krushinskaia IaV: Effect of antenatal and postnatal hypoxia on the central nervous system and its correction with peptide hormones. Ross Fiziol Zh Im I M Sechenova. 2002 Feb. 88 2: 184-190

MM, HH, HH: Transglutaminases - a meeting point for wheat allergy, celiac disease, and food safety. Allerg Immunol (Paris). 2005 Dec. 37 10: 397-403

Molberg O, Sollid LM: A gut feeling for joint inflammation - using coeliac disease to understand rheumatoid arthritis. Trends Immunol. 2006 Mar 8

Mulder SJ, Mulder-Bos GC: Most probable origin of coeliac disease is low immune globulin A in the intestine caused by malfunction of Peyer's patches. Med Hypotheses, 2006. 66 4: 757-762

Müller-Burzler H: Auf den Spuren der Methusalem-Ernährung. Haug Verlag 1998

Nahon S, Serre NP, Lejeune O, Huchet FX, Lahmek P, Lesgourgues B, Traissac L, Bodiguel V, Adotti F, Tuszynski T, Delas N: Duodenal intraepithelial lymphocytosis during Helicobacter pylori infection is reduced by antibiotic treatment. Histopathology, 2006 Mar. 48 4: 417-423

Novamex: Nicht essentielle Aminosäuren, Glutamin und die Glutaminsäure – wichtig für Energie, Gehirn und Darm.
www.novamex.de/nnb/aminos%E4uren/am_glut.htm

Osborne: Newsletter der Fruktose.at, 05.04.2004

OO, NN, NN: Morpho-functional study of the glutamatergic, cholinergic, and dopaminergic systems interaction in the striatum, Ross Fiziol Zh Im I M Sechenova. 83 1-2: 96-101

Paul F: Institut für Neuroimmunologie der Charité - Forschungsvorhaben zu neurologischen Symptomen bei Zöliakie (Sprue)Wissenschaft und Forschung 1/2006

Periolo N, Cherñavsky AC: Coeliac disease. Autoimmun. Rev. 2006 Mar 5. 3: 202-208

Picarelli A, Di Tola M, Sabbatella L, Anania MC, Calabrò A, Renzi D, Bai JC, Sugai E, Carroccio A, Di Prima L, Bardella MT, Barisani D, Ribes-Koninckx C, Aliaga ED, Gasparin M, Bravi E: Usefulness of the organ culture system in the in vitro diagnosis of coeliac disease - a multicentre study. Scand J Gastroenterol. 2006 Feb. 41 2: 186-190

Rohde H: Deutsches Ärzteblatt, Nahrungsmittelallergien und –unverträglichkeit. Bewährte statt nicht evaluierte Diagnostik. 8. Juli 2005, Jg. 102, Heft 27

Schlichtherle-Cerny H, Amadò R: Analysis of taste-active compounds in an enzymatic hydrolysate of deamidated wheat gluten. J Agric Food Chem. 2002 Mar 13. 50 6: 1515-1522

Schuppan D, Dietrich W, Riecken EO: Exposing gliadin as a tasty food for lymphozytes. Nat Med 1998. 4: 666-667

Sonnenborn U: Beziehungen zwischen Wirtsorganismus und Darmflora. Schattauer Verlag 1991. ISBN 3-7945-1449-1

Statistisches Bundesamt, Spezialbericht Allergien: Berichterstattung des Bundes. Verlag Metzler-Pöschel, Stuttgart 2000. ISBN 3-8246-0612-7

Stirnweiss J, Hartrodt B, Greksch G, Stürzebecher U, Böhmer FD, Neubert K, Liebmann C: Tyrc[D-Orn-Tyr(Bzl)-Pro-Gly]: a novel antiproliferative acting somatostatin receptor agonist with mu-opioid receptor-sensitizing properties. Br J Pharmacol, 2003 Sep. 140 1: 13-22

Stratone A, Stratone C, Topoliceanu F: [The neurotransmitters and alcohol dependence] Rev Med Chir Soc Med Nat Iasi. 107 2: 331-336

Sun Z, Zhang Z, Wang X, Cade R, Elmir Z, Fregly M: Relation of beta-casomorphin to apnea in sudden infant death syndrome. Peptides, 2003 Jun. 24 6: 937-943

Sun Z, Cade R: Findings in normal rats following administration of gliadorphin-7 (GD-7). Peptides, 2003 Feb. 24 2: 321-323

Teschemacher H: Opioid Receptor Ligands Derived from Food Proteins. Current Pharmaceutical Design. Bentham Science Publishers. Vol.9, Nr. 16, 2003 Jun pp. 1331-1344(14)

Theimer Lehrstuhl: Prof. R: „Physiologische Chemie der Pflanzen", Uni Wuppertal

UCB Institut of Allergy: European White Paper Update Executive Summary, UCB 1999. European White Paper, UCB 1997

Ullsten NH, Gällstedt M, Johansson E, Gräslund A, Hedenqvist MS: Enlarged Processing Window of Plasticized Wheat Gluten Using Salicylic Acid, Biomacromolecules. 2006 Mar 13. 7 3: 771-776

Viola F, Barbato M, Formisano M, Premate FM, Lucarelli S, Frediani T, Cardi E: [Reappearance of alopecia areata in a coeliac patient during an unintentional challenge with gluten], Minerva Gastroenterol Dietol. 1999 Dec. 45 4: 283-285

Wendt L: Gesund werden durch Abbau von Eiweißüberschüssen. Schnitzer Verlag

Wendt L: Die Eiweißspeicherkrankheiten. Haug Verlag 1984

Wendt L: Die essentielle Hypertonie der Überernährten. Haug Verlag 1985

Werthmann K: Enterale Allergien. Haug Verlag 1985

Wieser H: „Zöliakiespezifische Toxizitätsprüfung von Proteinen aus transgener Hefe sowie transgenem Weizen und Mais und Detoxifizierung von Weizen durch Immunmodulation". Deutsche Forschungsanstalt für Lebensmittelchemie, Garching, Ciclitira P.St. Thomas Hospital, Rayne Institute, London 2005

Xia J, Siegel M, Bergseng E, Sollid LM, Khosla C: Inhibition of HLA-DQ2-mediated antigen presentation by analogues of a high affinity 33-residue peptide from alpha2-gliadin J Am Chem Soc. 2006 Feb 15. 128 6: 1859-1867

Zarkadas M, Cranney A, Case S, Molloy M, Switzer C, Graham ID, Butzner JD, Rashid M, Warren RE, Burrows V: The impact of a gluten-free diet on adults with coeliac disease - results of a national survey. J Hum Nutr Diet. 2006 Feb. 19 1: 41-49

Zerem E, Zildzi M, Sabitovi D, Nurki J, Susi A: Atypical manifestations of celiac disease in an adult woman. Med Arh. 2006. 60 1: 70-71

Zoghbi S, Trompette A, Claustre J, El Homsi M, Garzon J, Jourdan G, Scoazec JY, Plaisancie P: {beta}-Casomorphin-7 Regulates the Secretion and the Expression of Gastrointestinal Mucins through a {micro}-Opioid Pathway. Am J Physiol Gastrointest Liver Physiol. 2005 Dec 15

www.allergie-ratgeber.de: Kreuzallergien /
Nahrungsmittelallergien, www.allergie-ratgeber.de/kreuzallergie/kreuzallergie.html

www.celiac.com: Protein Zonulin Linked to Celiac Disease, 2000 Mai 14

www.dge.de

www.dzg-online.de Fragen zur Zöliakie, 16.03.2006

www.hal-allergie.de: Kreuzallergien. HAL ALLERGIE GmbH

www.infoline.at/ernaehrung/vitamine.htm

www.lanisa.de/allergologie/transglu.htm, Transglutaminase

www.lebensmittellexikon.de, 16.03.2006

www.wissenschaft.de: Unterschätzte Zöliakie. Viel mehr Menschen als gedacht vertragen das Getreide-Eiweiß Gluten nicht. 13. Apr. 2004. www.wissenschaft.de/wissen/hintergrund/239571.html

Glossar

Bioresonanztherapie

Die Bioresonanztherapie ist der EAV (s. EAV) sehr ähnlich, nur liegt der Schwerpunkt mehr auf der Therapie.

Hier wird ebenfalls die physiologische Software des Menschen behandelt und darüber Einfluss, besonders auf chronische Krankheiten genommen. Verschiedene Geräte dazu sind seit Jahrzehnten bei Naturheilärzten und Heilpraktikern mit Erfolg in Gebrauch.

Chorea Huntington

Der Name Chorea (gr. Choreia=Tanz) rührt von den für die Erkrankung typischen unkontrollierten Bewegungen, wie überschießende Bewegungen, einem torkelnden Gang oder dem Grimassieren her. Die Krankheit verläuft innerhalb von 5-20 Jahren tödlich und ist teilweise genetisch veranlagt.

Diaminoxidase

Diaminoxidase ist ein Enzym, das von den Zellen der Darmschleimhaut gebildet wird. Eine zu geringe Diaminoxidase-Aktivität führt zu einem Missverhältnis zwischen der Histaminaufnahme mit der Nahrung und dem Histaminabbau. Der so entstehende Histaminüberschuss kann zu allergisch bedingten Krankheitssymptomen wie Kopfschmerzen, Schwindel, Durchfall, Herzrasen, u.a. führen.

Die Aktivität der Diaminoxidase wird durch Alkohol, bestimmte Medikamente und besondere Bakterien gehemmt, so dass ein Histaminüberschuss als Auslöser einer allergischen Erkrankung entstehen kann.

Dogma

Ein Dogma ist gr. ursprünglich „die Meinung", „der Lehrsatz", eine Aussage für eine Religion, Weltanschauung, die von einer Gruppe von Menschen als grundlegend und nicht verhandelbar angesehen wird.

Der Gebrauch des Begriffs Dogma im Zusammenhang mit den Naturwissenschaften geschieht meist mit einem kritischen Unterton dergestalt, dass jemand nicht bereit wäre, seinen „dogmatischen" Standpunkt neueren Erkenntnissen gegenüber zu öffnen.

Glossar

EAV Elektroakupunktur nach Voll
EAV ist ein ganzheitlich komplementäres, überwiegend diagnostisches Verfahren.

Durch elektrophysikalische Messungen an anatomisch definierten Hautarealen wird einerseits ein aktuell energetischer Zustand des Menschen erfasst, und andererseits werden Blockaden und Störungen der Regulationsdynamik von Systemen und Subsystem gesucht und aufgedeckt.

Ziel der EAV ist die Wiederherstellung der physiologischen Regulationsfähigkeit des Organismus. Man kann einfach ausgedrückt sagen: Wenn man im körperlichen Bereich des Menschen nichts findet, sucht man in der physiologischen Software weiter. Man sucht im übertragenen Sinne „virusbedingte" Softwareschäden auf der Festplatte Mensch und heilt diese.

Elongiert
verlängert

Enterozyt
Darmepithelzelle, Saumzelle

Essentiell
Wirklich, selbstständig, z.B. als Attribut für Krankheiten, für die es keine Erklärung gibt. Eigenschaften lebensnotwendiger Nahrungsstoffe, die der Körper selbst nicht herstellen kann.

Gliadine
Gliadine bilden mit den Gluteninen zusammen das Klebereiweiß Gluten. Gluten ist vereinfacht ausgedrückt ein Zweikomponentenkleber. Gliadine sah man bisher als den Auslöser der Zöliakie an. Die Gliadine sind gegenüber den Eiweißfasern der Glutenine, die nach neusten Untersuchungen auch die Zöliakie auslösen können, so viel kleiner, dass sie problemlos durch das Enzym Zonulin durch die Darmwand ins Bindegewebe eingeschleust werden können. Dort kann das pflanzliche Eiweiß durch die Transglutaminase der Darmwandzellen an körpereigenes Eiweiß gebunden werden. Wenn dieses nun als Fremdeiweiß erkannt wird, bildet der Körper Antikörper gegen Gliadin und/oder gegen die Transglutaminase. Damit ist labortechnisch die Zöliakie gesichert

Es gibt unterschiedliche Gliadine, die grob von alpha bis omega unterschieden werden. Die Unterschiede betreffen die Backqualität und die Verträglichkeit für den Menschen. Die Gliadine, die die Backqualität wesentlich verbessern, scheinen für den Menschen unverträglicher zu sein, wobei der Backqualität der Vorzug gegeben wird. Die unterschiedlichen Gliadine sorgen somit auch dafür, dass Gluten unterschiedlich betrachtet werden muss. Die Verträglichkeit von kroatischem Weizen könnte demnach für viele Menschen eine andere sein wie die von deutschem Weizen.

Hyperergie
Gesteigerte Empfindlichkeit, übersteigerte Reaktionsbereitschaft eines sensibilisierten Gewebes.

Hyperplasie
Vergrößerung eines Gewebes oder Organs durch Zunahme der Zellzahl bei unveränderter Zellgröße.

Instillieren
In Körperhöhlen einfließen lassen.

Kontamination
Verunreinigung, Verseuchung

MALT
(mucosa associated lymphoid tissue = Mucosaassoziiertes lymphatisches Gewebe)

- lymphatischer Rachenring mit Tonsillen
- darmassoziiertes lymphatisches Gewebe mit den Peyerschen Plaques des Dünndarms und Kolonsolitärfollikeln
- bronchialassoziiertes lymphatisches Gewebe

Metapher
Gr. „Übertragung" von metà phérein – „anderswo hintragen" ist eine rhetorische Figur, bei der ein Wort oder ein Satz nicht in seiner wörtlichen Bedeutung, sondern in einem übertragenen Sinne gebraucht wird, so dass zwischen der wörtlich bezeichneten Sache, hier Software, und der übertragen gemeinten, hier Lebensenergie Chi=ein Anteil an der Seele, eine Beziehung der Ähnlichkeit besteht.

Peptid
Ein Peptid ist eine organische Verbindung, die aus der Verknüpfung mehrerer Amino-säuren hervorgeht. Es sind relativ kurze, unverzweigte Ketten von bis zu 50, maximal 100 Aminosäuren.

In der Natur werden Peptide vorwiegend durch Proteinbiosynthese gebildet. Die Infor-mation über die Sequenz, also Abfolge der Aminosäuren, ist in der DNA codiert.

Peptide erfüllen eine große Anzahl an Funktionen. Die Wirkungsweise ist dabei jedoch in den meisten Fällen nur ansatzweise verstanden. Es gibt Beispiele für Peptide, die als Hormone wirken, andere zeigen entzündungshemmende oder entzündungsfördernde Wirkung. Es existieren antibiotische und antivirale Peptide.

Darüber hinaus ist beschrieben, dass einige in der Nahrung häufig auftretende Protei-ne, wie Gluten oder Casein, durch die Verdauungsprozesse (wahrscheinlich unvollstän-dig) zu so genannten opioden Peptiden umgesetzt werden. Diese Peptide wirken ähn-lich wie Morphine auf den Körper. Dadurch können sich körperliche, aber auch geisti-ge Krankheiten entwickeln. Bei notwendiger Auslassdiät kann sich eine leichte Ent-zugssymptomatik ergeben.

Prävalenz
Das Vorherrschen, die Überlegenheit

teleonomische
Zweckmäßigkeit ohne Zweck: „Programmgesteuerte, arterhaltende Zweckmäßigkeit als Ergebnis eines evolutiven Prozesses"; Zweckmäßigkeit liefert keine Erklärung, sie legt nur die Annahme nahe, dass eine evolutionsbiologische Erklärung möglich sein sollte.

Wellness
Der Begriff Wellness wurde erstmals 1654 in einer Monografie von Sir A. Johnson als „wealnesse" im Oxford English Dictionary mit „gute Gesundheit" übersetzt; nach modernem Verständnis ein ganzheitliches Gesundheitskonzept. Seit den 50er Jahren ist Wellness in den USA Überbegriff einer seinerzeit neuartigen Gesundheitsbewe-gung.

1959 hatte der amerikanische Sozialminister Halbert L. Dun das Wort Wellness aufgegriffen. In den 70er Jahren, als die Kosten im amerikanischen Gesundheitswesen explodierten, entwickelten die Wellness-Pioniere Ardell und Trevis im Auftrag der amerikanischen Regierung neue, ganzheitliche Gesundheitsmodelle, die auf Prävention und Eigenverantwortung des Einzelnen für seine Gesundheit aufbauten.

Nach dem Verständnis von Ardell beschreibt Wellness einen Zustand von Wohlbefinden und Zufriedenheit und besteht aus den Faktoren Selbstverantwortung, Ernährungsbewusstsein, körperliche Fitness, Stressmanagement und Umweltsensibilität.

Wellness basiert danach im Wesentlichen auf 4 Säulen:
1. Bewusste Ernährung, ganzheitlicher Umgang mit Lebensmitteln

2. Bewusste Bewegung; regelmäßig angepasste Bewegungsprogramme

3. Mental; Entspannungs- und Stressmanegement-Methoden wie autogenes Training, Meditation, Qigong, Yoga, auch Sauna, Tiefenwärme, Wassertreten Barfußlaufen, Massagen, Floaten, Baden usw.

4. Verhältnis zur Natur und Genussmitteln; sorgfältiger Umgang mit der Natur und ihren Produkten

Medical-Wellness geht noch einen Schritt weiter und bezieht die Möglichkeiten (präventiv und auch rehabilitativ) der Naturheilkunde mit ein. Die Diagnostik beschränkt sich nicht auf das Körperliche (physiologische Hardware), sondern setzt besonders in dem nicht Körperlichen, für uns nicht Begreifbaren, der Befindlichkeit (physiologische Software) an. Damit wird das Bild der Ganzheit des Menschen komplettiert.

TASTE FOR LIFE

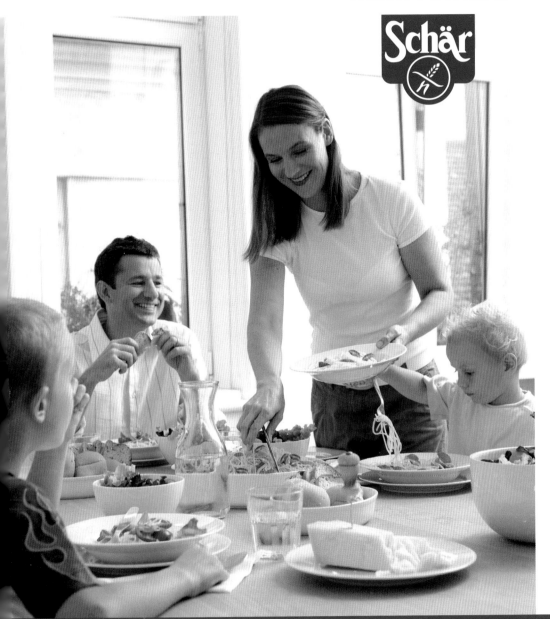

NATÜRLICH GLUTENFREI

ine ausgewogene Ernährung ist die Vorausset- die nicht nur gut aussehen, sondern auch hervor-
ung, um gesund zu bleiben. Dank Forschung und ragend schmecken. Für ein genussvolles Leben!
ntwicklung von Schär kommen Jahr für Jahr neue, Schär Produkte finden Sie im Reformhaus und in
chmackhafte glutenfreie Produkte auf den Markt, Ihrem nächsten dm-Drogeriemarkt.

Europas Experte für glutenfreie Nahrungsmittel
Dr. Schär GmbH, Winkelau 9, 39014 Burgstall (BZ), Italien, info@schaer.com, www.schaer.com
Kostenlose Infonummer: Ⓓ 0800 181 35 37, Ⓐ 0800 - 291 728, ⒸⒽ 0800 - 837 107

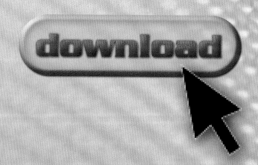
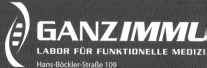
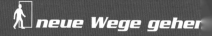